Larsen · Miescher

Gesunde Füße

Spiraldynamik®: intelligent movement

Fehlbelastung und Veranlagung sind Schlüsselfaktoren bei der Entstehung von Problemen des Bewegungssystems. Häufigste Ursachen sind nicht nur erblich bedingt, sondern in chronischer Fehlbelastung zu suchen. Diese führt zu vorzeitiger Abnutzung und Schmerzen. Sie schränken die Lebensqualität vor allem in der zweiten Lebenshälfte oft massiv ein. Kommen Sie solchen Fehlbelastungen frühzeitig auf die Spur: Spiraldynamik® ist gelebte Prävention von Kopf bis Fuß.

Das erste Spiraldynamik Med Center befindet sich an der Privatklinik Bethanien in Zürich. Die Website www.spiraldynamik.com informiert Sie über weitere Standorte, Therapieangebote und Tageskurse.

Adresse und Kontakt:
Spiraldynamik Med Center
Privatklinik Bethanien
Restelbergstraße 27
CH-8044 Zürich

Telefon: 41 (0) 43 210 34 43
Telefax: 41 (0) 43 210 34 44
E-Mail: zuerich@spiraldynamik.com

Bea Miescher
Bea Miescher ist Kindergärtnerin und Physiopädagogin. Sie publizierte für Spiraldynamik® und ist Mitbegründerin der Fuß-Schule für Kinder. Sie vermittelt Anatomie als Abenteuerreise durch den menschlichen Körper und macht sie so für Laien und Kinder erleb- und erlernbar.

Dr. med. Christian Larsen
Der 1956 in Basel geborene Arzt und Mitbegründer der Spiraldynamik® hat im Jahr 2000 das Spiraldynamik Med Center Zürich ins Leben gerufen. Hier widmet er sich – zusammen mit einem engagierten Team aus Ärzten und Therapeuten – der Patientenbetreuung, der Forschung und der Ausbildung. Seine Bücher sind Bestseller und fokussieren auf ein Thema: die Befähigung des Menschen, den eigenen Körper bestmöglich durchs Leben zu navigieren.

Dr. med. Christian Larsen
Bea Miescher

Gesunde Füße

- Beschwerden einfach wegtrainieren
- Die besten Übungen aus der Spiraldynamik®

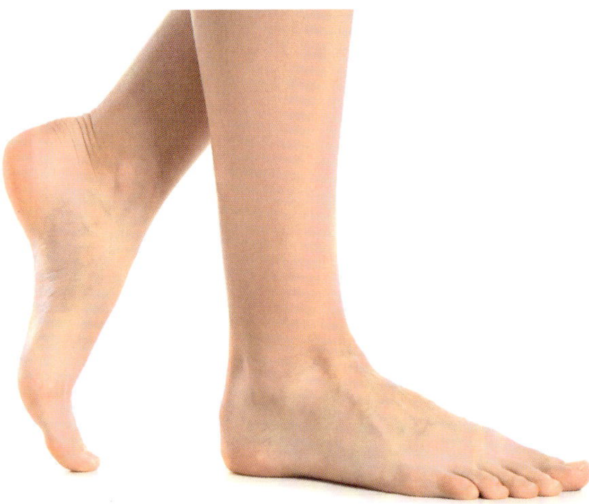

TRIAS

Gesunde Füße

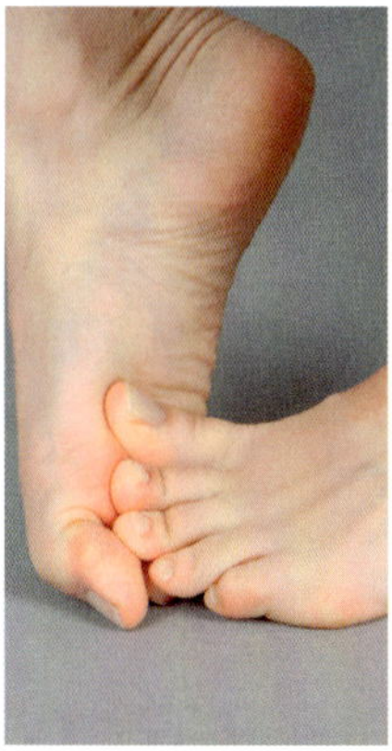

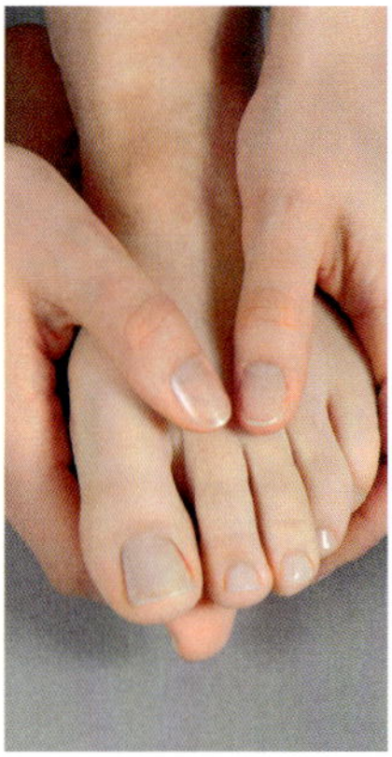

Zehen

Vorwort

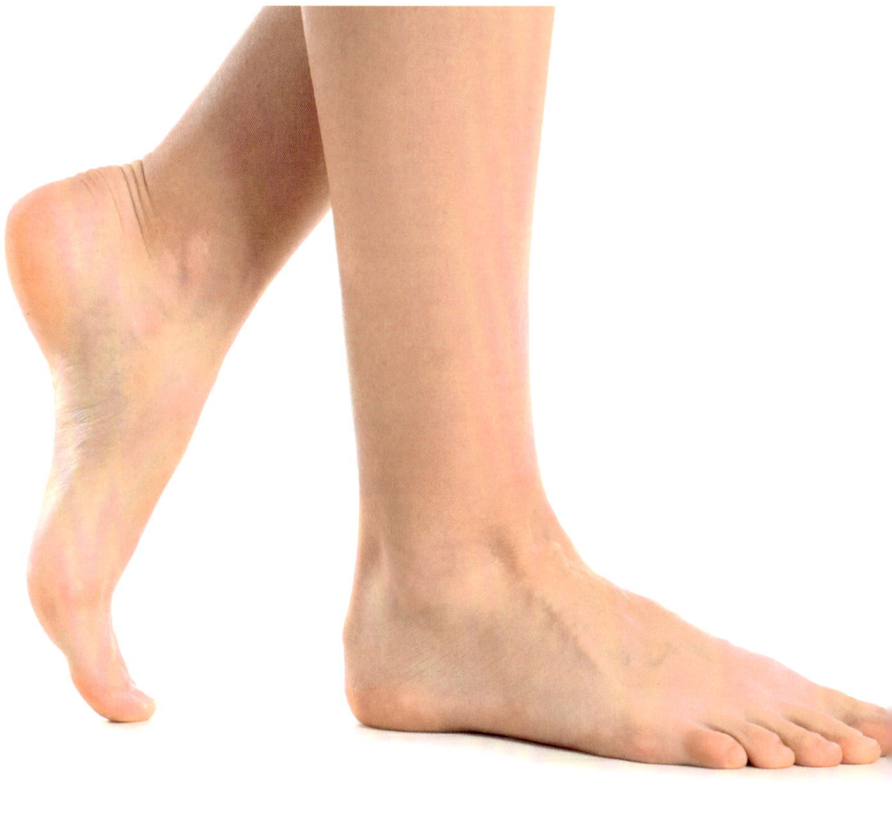

Ein Geniestreich der Natur:
Die menschlichen Füße sind ein biomechanisches Wunderwerk.

Gesunde Füße – ein Leben lang

Im Laufe seines Lebens läuft jeder Mensch auf gesunden Füßen einmal rund um die Erde. Die Natur hat das Know-how von vier Millionen Jahren in die Entwicklung der Füße gesteckt. Diesem auf die Spur zu kommen, ist so spannend wie lohnenswert. Die Fakten lesen sich wie das Guinnessbuch der Rekorde. Doch Hand – oder eben Fuß aufs Herz: Die meisten Füße werden nicht artgerecht gehalten. Weggepackt in Käfigen aus Strümpfen und Schuhen fristen sie ein kümmerliches Dasein und werden förmlich zertreten. Erst, wenn es weh tut, wird die Funktionsweise der Füße hinterfragt. Und das ist etwas spät! Zu spät ist es allerdings nie: Ob Kinderfuß, belasteter Erwachsenenfuß oder Problemfuß: Hier erhalten Sie die Möglichkeit, Ihre Füße zu verstehen. Wortwörtlich von Grund auf. Sie erhalten eine Gebrauchsanweisung für die Hightech-Konstruktion Fuß: vom Aufbau über die Eigenart bis zu Beschwerdebeschreibungen und Behandlungsmöglichkeiten. Richtig eingesetzt – Schritt für Schritt – lernen Füße noch einmal gehen. Also raus aus Schuhen und Strümpfen und rein in die angewandte Anatomie des Fußes.

Wie Sie das Buch wirkungsvoll einsetzen

Bevor Sie sich an die Übungen wagen: Lesen Sie den Anatomie-Teil, bis Sie das Wesentliche gut verstanden haben. Stellen Sie sich, bevor Sie mit den Übungen starten, die Bewegungen innerlich vor – wie ein Skirennfahrer vor dem Start. Bewegungsführung findet im Kopf statt! Danach beginnen Sie mit den Übungen. Beginnen Sie der Reihe nach und bauen Sie sich das Programm in Ihrem Tempo auf. Später können Sie die für Sie wirkungsvollsten Übungen gezielt trainieren.

Für wen sind die Übungen gut?

Grundsätzlich für alle, mit Ausnahme von frisch Operierten, Verletzten oder wenn Sie akute Schmerzen haben. Holen Sie im Zweifelsfall ärztlichen Rat ein. Bei chronischen Schmerzen ist Üben dann gut, wenn die Schmerzen während oder nach den Übungen nicht zunehmen.

Vorsicht

bei Gefühls- und Durchblutungsstörungen (Diabetes), Entzündungen und unklaren Schwellungen.

Schmerzen

Auch hier gilt: Im Zweifelsfall den Arzt fragen: Bei richtig ausgeführten Dehnübungen macht sich leichter Zugschmerz in der Dehnposition bemerkbar: Bei gutem Gesundheitszustand darf mit dieser Grenze gespielt werden, solange das Ziehen nicht ruckartig zunimmt, sondern langsam gesteigert wird. Muskelkater am nächsten Tag ist in Ordnung.
Aber Vorsicht vor zu viel Ehrgeiz. Medaillen gibt es keine zu gewinnen – nur Gesundheit!

»Richtig« und »falsch«

Oft ist der Unterschied vorerst nur schwer zu erkennen. Vergleichen Sie die Bilder mit »richtig« und »falsch« achtsam. Geben Sie sich Zeit und erproben Sie die feinen Unterschiede im eigenen Körper. Die verfeinerte Wahrnehmung ist Ihr Trainingserfolg.

Dosierung

Üben Sie grundsätzlich nach Angaben in diesem Buch während rund sechs Wochen. Danach sollten Sie merkliche Qualitätsverbesserungen in Ihrer Bewegung und Linderung von Beschwerden feststellen können. Trainieren Sie lieber wenig und präzise als verbissen nach Plan.

Was ist dreidimensionale Bewegung?

Oft ist von 3D-Bewegung die Rede: Intelligente Bewegung findet immer in allen drei Dimensionen statt. Zweidimensionale Klappbewegungen sind eingeschränkt. Lesen Sie mehr darüber im Kapitel „Anatomie".

Hilfsmittel

Spiegel: Kontrollieren Sie die Übungen in einem großen Spiegel. Ideal ist ein Spiegelschrank, in dem Sie auch Bodenübungen beobachten können.

Hocker: Sitzgelegenheit ohne Rückenlehne. Idealerweise sind Oberkörper und Oberschenkel in einem rechten Winkel, ebenso Ober- und Unterschenkel. Sitzen Sie immer stabil und sicher und auf der vorderen Hälfte der Sitzfläche, so tut es auch ein gewöhnlicher Stuhl.

Theraband: Elastische Kunststoffbänder, zu kaufen in Sportgeschäften und größeren Warenhäusern. Die verschiedenen Farben stehen für verschiedene Stärken. Praktisch und preiswert: am besten das Original-Theraband®. Lassen Sie sich beraten.

Plurimeter: Der Winkelmesser ist praktisch und präzise. Ein normaler Winkelmesser aus der Papeterie mit zwei beweglichen Schenkeln leistet fast ebenso gute Dienste. Sie können den Winkel auch abschätzen. Auf der Innenseite des Umschlags finden Sie Zentimeter- und Winkelmaß als Schätzhilfe.

Ball: Kleiner weicher (Soft-)Ball oder alter Tennisball, den Sie dann bitte halbieren.

Matte: Ideal und am bequemsten sind Gymnastikmatten. Ein Teppich oder ein Frottiertuch leistet ebenfalls gute Dienste. Achtung: Die Unterlage muss absolut rutschfest sein!

Spiraldynamik

Leisten Sie sich die Überprüfung Ihrer Übungsgewohnheit durch eine Spiraldynamik®-Fachperson: Sie kann Ihnen wertvolle Tipps für mehr Bewegungsqualität und mehr Wohlbefinden geben. Rund tausend Adressen im deutschsprachigen Raum finden Sie unter www.spiraldynamik.com

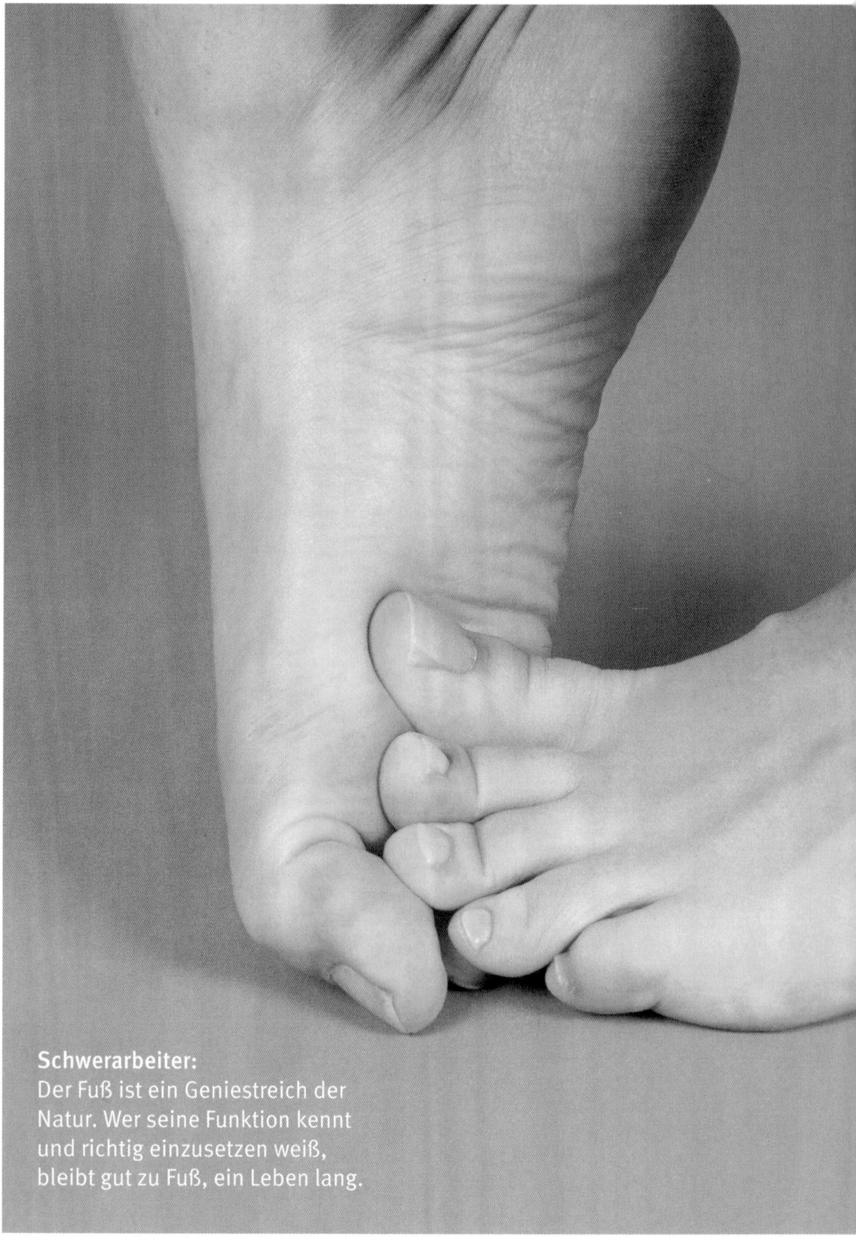

Schwerarbeiter:
Der Fuß ist ein Geniestreich der Natur. Wer seine Funktion kennt und richtig einzusetzen weiß, bleibt gut zu Fuß, ein Leben lang.

Fuß: Der Trick mit der Schraubenspirale

Der Quantensprung vom Vier- zum Zweibeiner befreite die Hände des Menschen aus dem Dienst der Fortbewegung. Nun mussten die Füße das gesamte Körpergewicht tragen. Gleichzeitig verkleinerte sich die Standfläche dramatisch auf eine bescheidene Fläche von wenigen Quadratzentimetern: Der Homo erectus musste sein Gleichgewicht neu finden. Und Stehen allein genügte nicht, er wollte sich auch sicher und schnell fortbewegen können. Das Anforderungsprofil an die neuen Füße steigerte sich massiv: Stabile Standfläche, elastische Stoßdämpfung und kraftvolles Abstoßen mussten ermöglicht und neu „designt“ werden. Keine einfache Sache! Gefragt war ein Geniestreich der Natur.

Bereits der urmenschliche Fuß wies drei charakteristische Merkmale auf, die ihn von dem des Affen und dem des Vormenschen klar unterschieden: die parallel angelegte Großzehe, das dreidimensionale Fußgewölbe und der große Fersenknochen. Die Natur hat das Problem der Fußkonstruktion mit einem altbewährten Meistertrick gelöst, der Schraubenspirale.

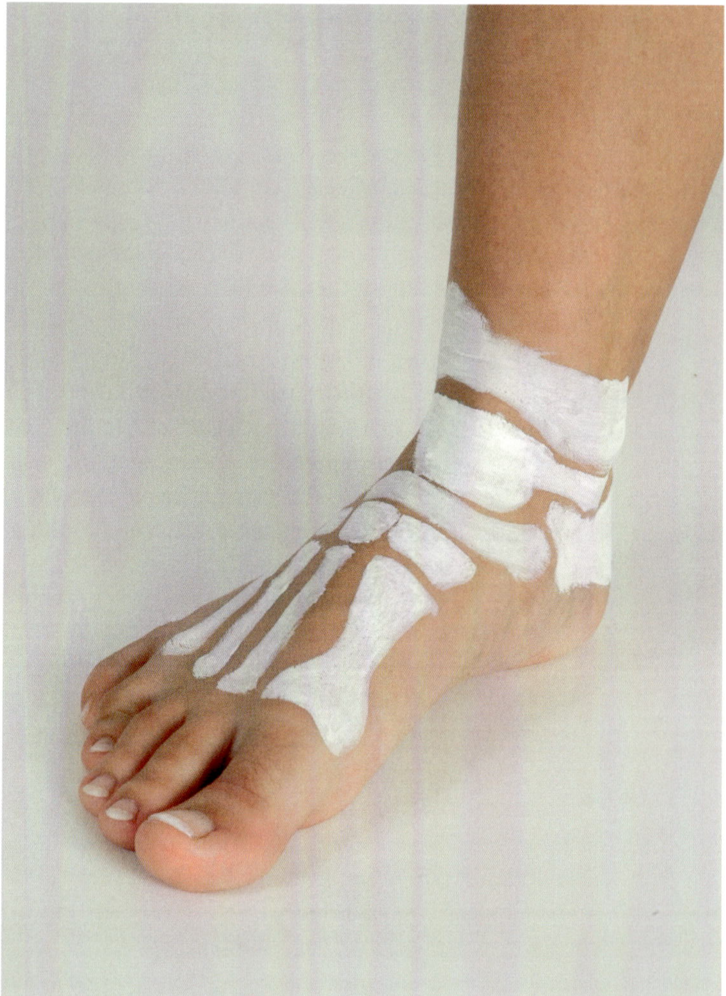

Teamwork:
Insgesamt 28 Knochen bilden das Baugerüst für die geniale Architektur des Fußes.

Fußskelett: Perfekte Arbeitsteilung auf kleinstem Raum

Das Fußskelett ist ein komplexes Wunderwerk aus 28 Knochen und Knöchelchen. Vier gut sichtbare Orientierungspunkte helfen Ihnen bei Selbstdiagnose und Übungskontrolle: Ferse, Keilbeine, Fußknöchelreihe und Zehen.

Die vier Hauptgelenke teilen sich die unterschiedlichen Aufgaben perfekt auf: Das obere Sprunggelenk dient dank Beuge- und Streckbewegung mit Drehkomponente der Fortbewegung. Das untere Sprunggelenk gleicht durch Kipp-Dreh-Bewegung Unebenheiten des Bodens aus. Die Mittelfußgelenke ermöglichen die Verschraubung zwischen Vor- und Rückfuß sowie den Aufbau des Fußgewölbes. Die Zehengrundgelenke garantieren elastische Stoßdämpfung beim Abrollen und Impulskraft beim Abstoßen.

Belastung: Intelligente Bewegung ersetzt alte Zöpfe

Die Lehre vom Drei-Punkte-Stand auf Ferse, Groß- und Kleinzehengrundgelenk ist definitiv überholt und physikalisch unlogisch. Warum die ohnehin schon kleine Standfläche auf noch kleinere drei Punkte reduzieren? Punktuelle Drucküberlastung führt zu übermäßiger Hornhautbildung und Schmerzen. Richtig ist, das Körpergewicht auf der ganzen Bodenkontaktfläche zu verteilen. Die spärlichen 120 Quadratzentimeter werden so voll ausgenutzt. „Druck gleich Kraft pro Fläche“ heißt die physikalische Formel. Genau das Gegenteil der Drei-Punkte-Theorie trifft zu: eine möglichst optimale, flächige Lastenverteilung auf die ganze Fußsohle mit Schwerpunkt auf dem Großzehstrahl.

Anatomie

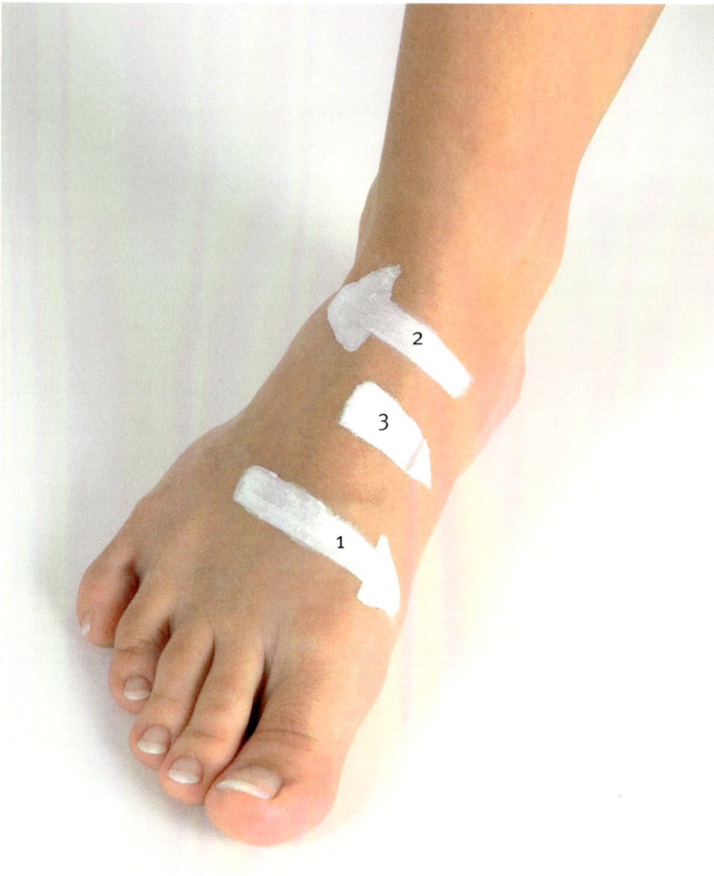

Bauprinzip:
Klar definierte Drehrichtungen: Der Vorfuß dreht nach innen (1), der Rückfuß nach außen (2). In der Mitte die dreieckigen Keilbeine (3).

Erst die dreidimensionale Verschraubung fixiert das Bauprinzip zur stabil-flexiblen Konstruktion.

Keilprinzip: Der architektonische Klassiker

Das Keilprinzip funktioniert wie ein Torbogen: Die einzelnen Steine müssen angedeutete Keilform haben. Zum runden Bogen aneinander gereiht ergibt sich so die gewünschte selbststabilisierende Funktion. Der Torbogen trägt sich selbst, ohne tragende Säule in der Mitte. Der Clou des Keilprinzips: Mit wachsender Belastung werden die Keile ineinander stabilisiert. Je größer die Belastung, desto stabiler das Gewölbe! Nur so hält das Fußgewölbe ein Leben lang den statischen Dauerbelastungen stand. Das Keilprinzip funktioniert, solange die Keilbeinspitzen unten eng beieinander liegen. Klaffen sie auseinander, geht die Verkeilung und damit die Selbststabilisierung verloren. Entscheidend sind Spiralprinzip und korrekte Drehrichtungen.

Spiralprinzip: Finden Sie den Dreh raus

Die Schien- und Wadenbeinmuskeln bilden unter dem Fußgewölbe eine Muskelschlaufe wie einen Steigbügel. Die Schienbeinmuskeln drehen den Rückfuß nach außen. Die Wadenbeinmuskeln drehen den Vorfuß nach innen. Genial, denn so entsteht die superstabile Schraubenspirale: Auf der Unterseite wird es mit zunehmender Verschraubung eng, die Verkeilung der Keilbeine gibt Stabilität auch bei Höchstbelastung. Entscheidend sind die Drehrichtungen: Die Ferse dreht nach außen, der Vorfuß dagegen nach innen. Die Ferse steht lotrecht, das Großzehengrundgelenk hat guten Bodenkontakt.

Diagnose

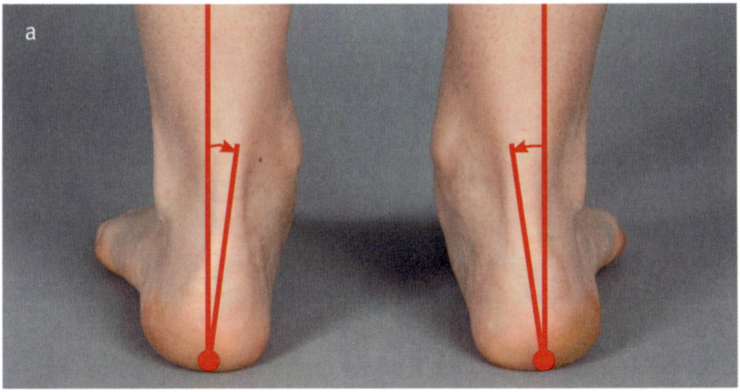

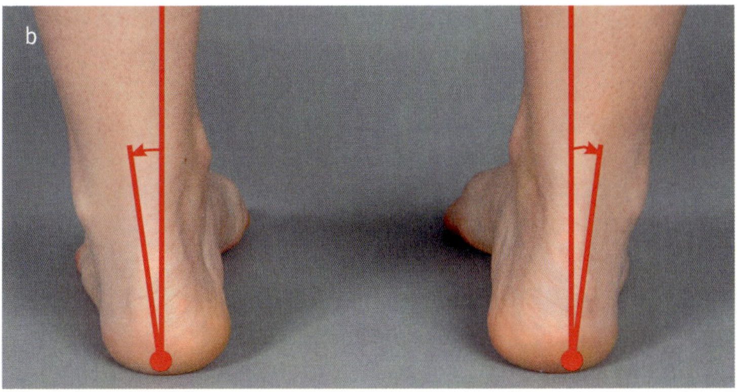

Winkelmessung:
a) Knickfuß nach innen erzeugt Kompression auf der Außenseite des Gelenks. Eine häufige Fehlstellung. b) Knickfuß nach außen kommt selten vor und erzeugt Überdruck auf der Gelenk-Innenseite.

Fersenlot:
Der Trick gegen den Knick

Die Knickfußstellung ist am besten barfuß von hinten sichtbar. Beim richtig belasteten Fersenbein stehen Ferse und Achillessehne lotrecht und gerade. Gemessen wird der Rückfußwinkel, der Winkel zwischen Unterschenkel-Längsachse und Ferse. Mithilfe eines Winkelmessers können Sie den Winkel exakt bestimmen. Normalerweise bilden Ferse und Unterschenkel eine gerade Achse. Beim Knickfuß ist die Ferse nach innen geknickt, der Fuß „baucht" nach innen, die Bänder sind ständig überdehnt, während die Außenseite gestaucht wird. Das bedeutet zu viel Druckbelastung. Der umgekehrte Fall – der Knick nach außen – ist viel seltener. Die Symptome sind gegenteilig: Überlastung der inneren Strukturen, Überdehnung der äußeren.

Start

Denken Sie sich eine Linie von Ferse und Achillessehne. Am besten Sie zeichnen die Achsen mit einem wasserlöslichen Stift ein. Das bloße Auge kann sofort erkennen, ob eine gerade Linie oder ein Knickwinkel entsteht.

Messung

Mit einem Winkelmesser stellen Sie fest, ob Ihre Fersen gerade belastet werden oder eingeknickt sind.

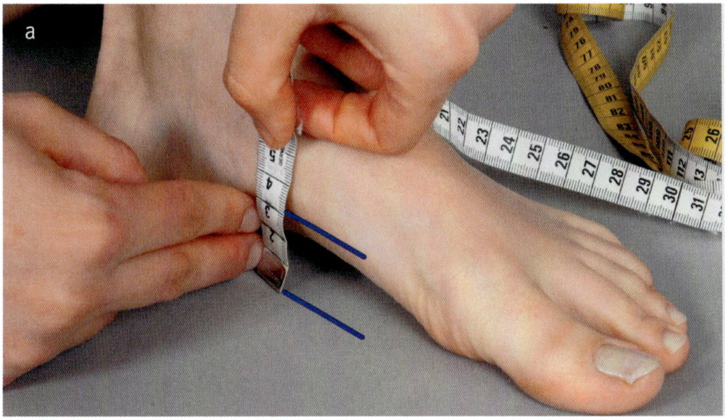

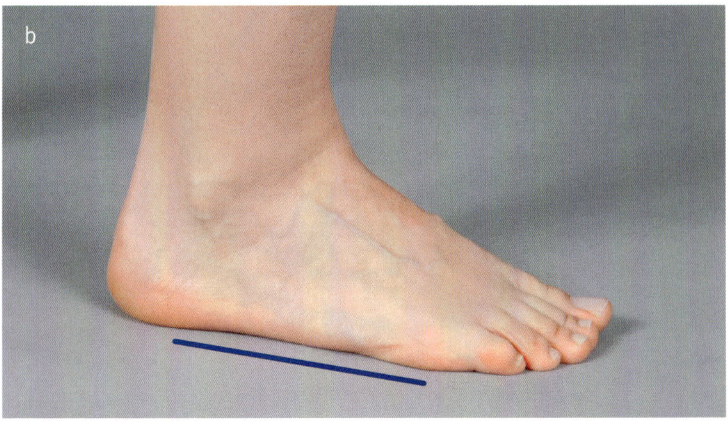

Gewölbemessung:
a) Die Innenseite des Quergewölbes ist idealerweise zwei Fingerbreit hoch. b) Die Außenkante der Fußsohle hat vollen Bodenkontakt.

Gewölbehöhe: Auf den Felgen oder gut in Form?

Normalerweise steht der Fuß mit seiner Außenseite fest auf dem Boden, von außen ist kein Gewölbe sichtbar. Auf der Innenseite hebt sich das Längsgewölbe deutlich vom Boden ab. Messen Sie hier auf der Innenseite mithilfe des Zentimeter-Messbandes die Höhe Ihrer Fußgewölbe auf beiden Seiten. Sie können auch schätzen: Der höchste Punkt eines gesunden Längsgewölbes ist ungefähr zwei Fingerbreit über dem Boden. Beim Senkfuß ist das Längsgewölbe abgeflacht, beim Plattfuß ist es vollständig zusammengebrochen, die gesamte Fußinnenseite liegt am Boden flach auf. Die Verkeilung der Keilbeine ist nicht mehr möglich. Der Fuß ist „auf den Felgen“.

Genau umgekehrt ist es beim Hohlfuß: Das Gewölbe ist auf der Innenseite überhöht. Auf der Außenseite erkennen Sie ebenfalls einen Tunnel. In diesem Fall messen Sie die Längsgewölbehöhe auf der Innen- und Außenseite.

Wenn Sie mit nassen Füßen über Betonboden gehen, können Sie Ihren Fußtyp einfach erkennen: Der Abdruck eines gesunden Fußes hat in der Mitte eine Taillierung und ist noch ein Drittel so breit wie die breiteste Stelle vorn auf der Höhe der Zehengrundgelenke. Dem Senk- oder Plattfuß fehlt diese Taillierung teilweise oder ganz. Beim Abdruck des Hohlfußes ist die Taillierung sehr stark oder das Fußbild ist ganz zweigeteilt.

Probleme

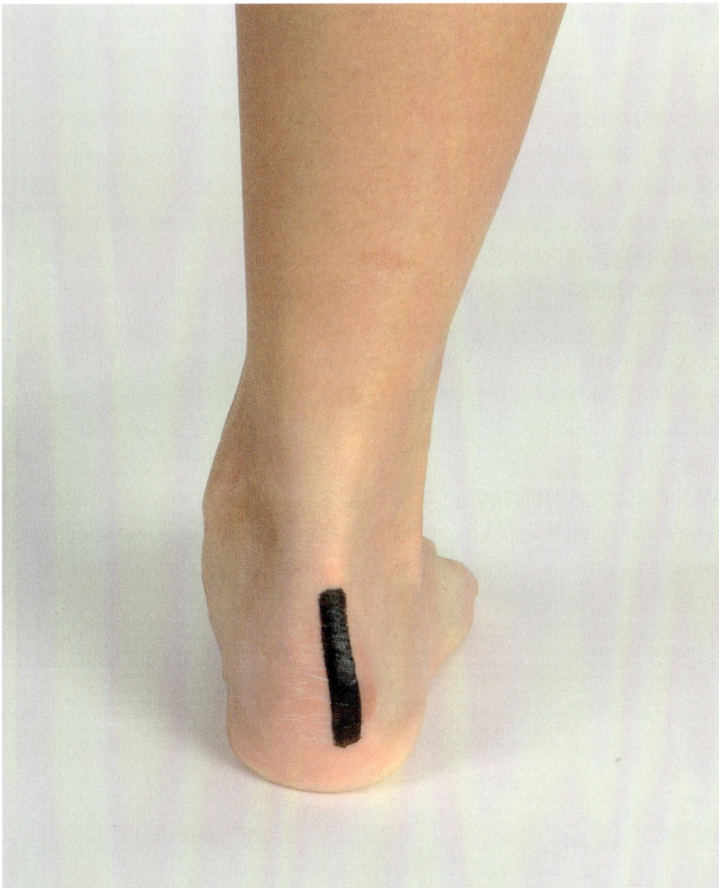

Knickfuß:
In der Regel schlechte Angewohnheit mangels Wissen: Der Knickfuß steht häufig am Anfang einer Verkettung von misslichen Entwicklungsschritten. Die Achillessehne, schwarz eingezeichnet, verläuft schräg und bogenförmig statt gerade.

Knickfuß:
Der Anfang einer Kettenreaktion

Falsche Fersenbelastung ist unbestrittener Spitzenreiter unzähliger Fußprobleme. Der Knickfuß ist beim Kleinkind häufig, ja fast normal: Das Skelett ist in ständigem Wachstum, die Fuß- und Beinmuskulatur ist noch wenig ausgebildet. Ab fünf bis sechs Jahren muss sich das Fersenbein aufrichten. Die scheinbar harmlose Fehlbelastung bleibt aber oft unerkannt und entwickelt sich so zum kindlichen Knickfuß. Ausgerechnet in dem Moment, wo sich der knorpelige Fuß zu seiner definitiven Form verknöchert: Die Knickfuß-Fehlbelastung steht am Anfang der verhängnisvollen Kette Knickfuß – Senkfuß – Spreizfuß – Hallux valgus – Krallenzehen. Was passiert genau? Durch das Einknicken der Ferse verlagern sich die Belastungskräfte nach innen. Massive Scherkräfte verhindern die Verkeilung der Keilbeine. In seltenen Fällen ist die Ferse nach außen geknickt. Dies kommt beispielsweise bei Hohlfüßen oder bei starken O-Beinen vor. Beim klassischen Misstritt kippt das Fersenbein nach außen weg. Der Misstritt mit Bänderzerrung oder gar Bänderriss am Außenknöchel ist die häufigste Sportverletzung überhaupt.

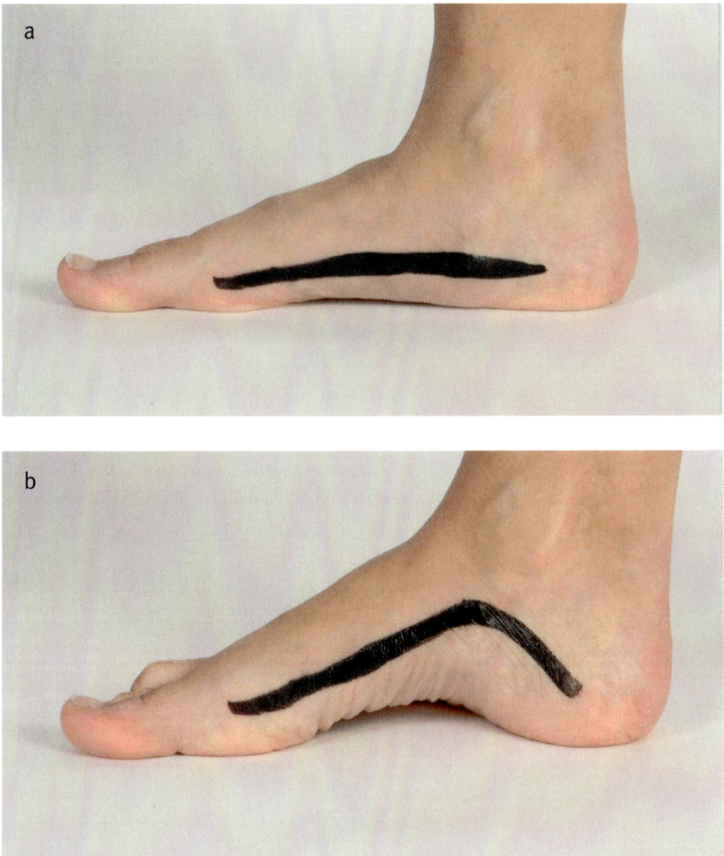

Statik-Probleme:
a) Plattfuß mit abgesenktem, fast fehlendem Längsgewölbe innen.
b) Hohlfuß mit durchgehendem „Tunnel". Der Fußabdruck erscheint zweigeteilt.

Platt-Hohlfuß: Stoßdämpfer am Ende

Jeder fünfte Mensch hat Senkfüße mit abgeflachtem Längsgewölbe. Der echte Plattfuß ist dagegen viel seltener. Die Keilbeine – normalerweise am Gewölbescheitel platziert – sinken bis auf den Boden ab. Die wichtigsten Risikofaktoren sind Fehlbelastung, Übergewicht, Veranlagung, lockere Bänder, schwache Muskeln sowie zu frühes Tragen von Schuhen. Erstes Anzeichen sind meist Fußschmerzen im Kindesalter. Muskeln und Bänder werden überdehnt, das tut weh. In diesem Moment ist Handeln angesagt. Ist das Fußgewölbe erst einmal am Boden zerstört, ist es zu spät. Dann hören übrigens auch die Schmerzen auf – die Warnsignale wurden ignoriert.

Die Problematik des Hohlfußes: Das Längsgewölbe ist überhöht. Der Fuß hat seine natürliche Elastizität verloren, auf die er zur Erfüllung seiner komplexen Aufgaben angewiesen ist. Der Mittelfuß wird unbeweglich. Im Sport oder Tanz bedeutet die Diagnose „Hohlfuß" oft das Ende der Karriere. Die Aufprallenergie am Boden kann nicht mehr richtig abgefedert, Unebenheiten nicht mehr ausgeglichen werden. Der Bodenkontakt ist verkleinert. Drucküberlastung, Spreizfuß und Krallenzehen sind vorprogrammiert. Optimierung und Schadensbegrenzung durch neues Körperbewusstsein und neue intelligente Bewegung kann jedoch Abhilfe schaffen.

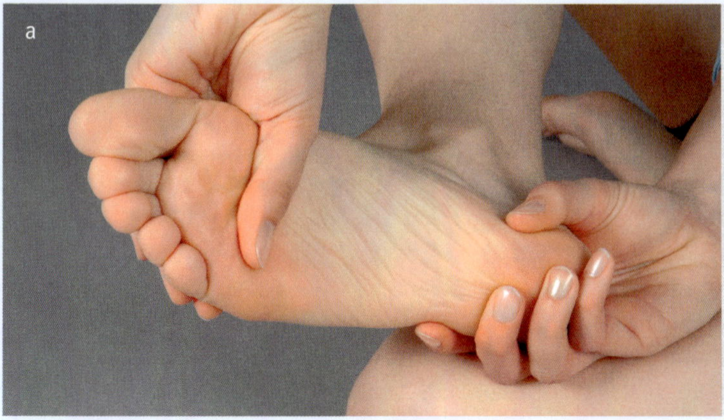

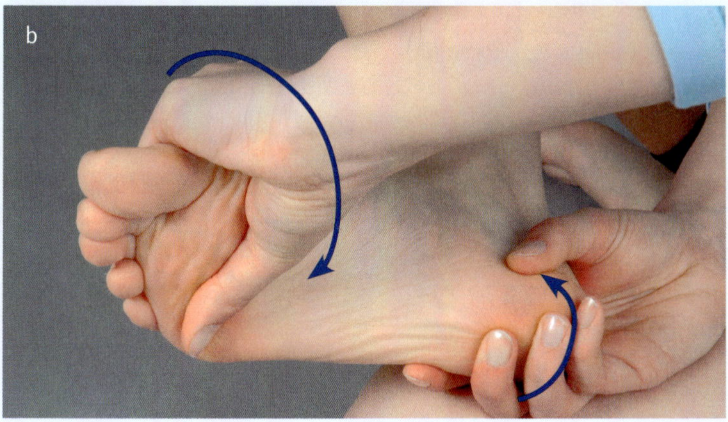

Verschraubung:
a) Ausgangsposition der Hände am Fuß. b) Mit gegenseitiger Drehbewegung – Ferse nach außen, Vorfuß nach innen – wird die Verschraubung aufgebaut, so, als würden Sie den Fuß auswringen.

Fuß-Spirale:
Finden Sie den Dreh raus

Ziel

Wahrnehmung der Fußverschraubung, Beweglichkeitsförderung im Mittelfuß.

Start

Setzen Sie sich auf eine Matte oder auf einen Hocker. Nehmen Sie Ihren rechten Vor- und Rückfuß in beide Hände. Die rechte Hand umfasst die Ferse, die linke den Vorfuß.

Aktion

Drehen Sie mit der rechten Hand die Ferse leicht nach außen, mit der linken Hand Mittel- und Vorfuß nach innen. Geben Sie Ihrem Fuß ein Gefühl der Länge, wenn Sie einen Hohlfuß haben. Bei einem Plattfuß bauen Sie das Gewölbe im Mittelfuß verkürzend und straffend auf. Nehmen Sie die Verschraubung (Rotation) und das Längenspiel im Fuß wahr. Kraft in den Händen ist dafür kaum nötig. Stellen Sie sich die Fußspirale bildhaft vor und prägen Sie sich das Bewegungsgefühl genau ein: Vorfuß gegen Rückfuß verschrauben, Entspannung für den Hohlfuß, Spannung für Platt- und Senkfuß. Haben Sie weder Hohl- noch Platt- oder Senkfuß, so üben Sie Anspannen und Entspannen zu gleichen Teilen.

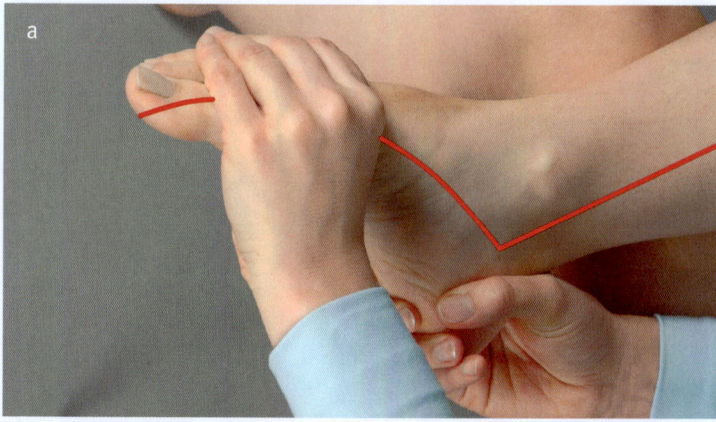

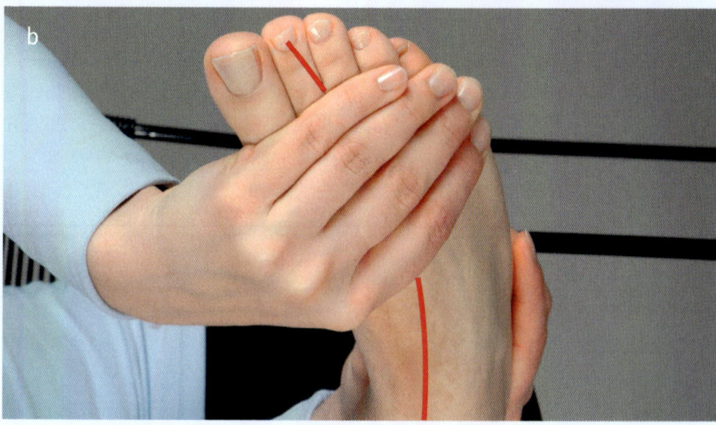

Vermeiden:
a) Kein Spitzfuß: Der Winkel von Fuß und Unterschenkel soll natürliche 90 Grad betragen. b) Keinen Sichelfuß biegen: Der Fuß soll seine natürliche Form und Stellung behalten.

Kontrolle

Achten Sie stets auf die korrekte Drehrichtung Ihrer Hände: Der Rückfuß dreht nach außen, der Vorfuß nach innen. Wenn Sie unsicher sind, stellen Sie sich auf die Füße, belasten Sie die Außenkanten der Fersen und drehen Sie dann den Vorfuß nach innen, bis die Großzehe und ihr Grundgelenk richtig guten Bodenkontakt haben: Das ist die korrekte Drehrichtung im Fuß. Dabei bleibt die Ferse außen belastet.

Halten Sie Ihr Sprunggelenk in der natürlichen 90-Grad-Stellung, so wie Sie auch stehen. Den Fuß während der Bewegung nicht wie bei einer Spitzentänzerin nach unten drücken. Er bleibt in sich gerade, keinen Sichelfuß formen. Verschrauben heißt nicht Verdrehen, die Verschraubung geschieht nicht auf der Oberfläche, auf der Haut, sondern in der Tiefe, in den Gelenken. Bauen Sie an Ihrem Gewölbe!

Dosierung

3–5 Minuten täglich.

Variante

Die perfekte Partnerübung: Ob Kinder oder Erwachsene, die Fußmassage ist eine Wohltat und weckt die Körperintelligenz.

Blitzübung

Optimal beim Fernsehen! Beispielsweise immer zu Beginn der Nachrichten oder beim Wetterbericht.

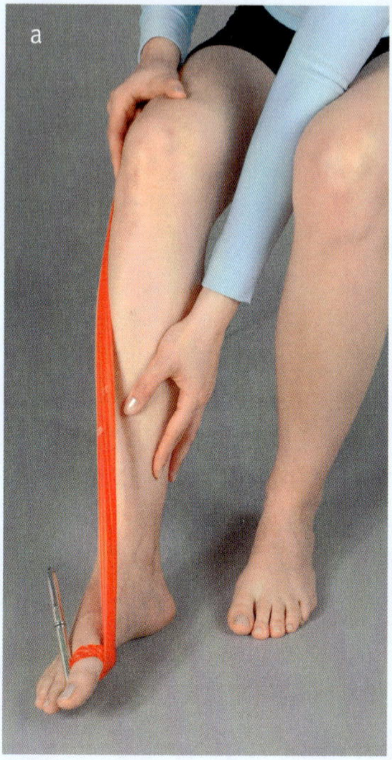

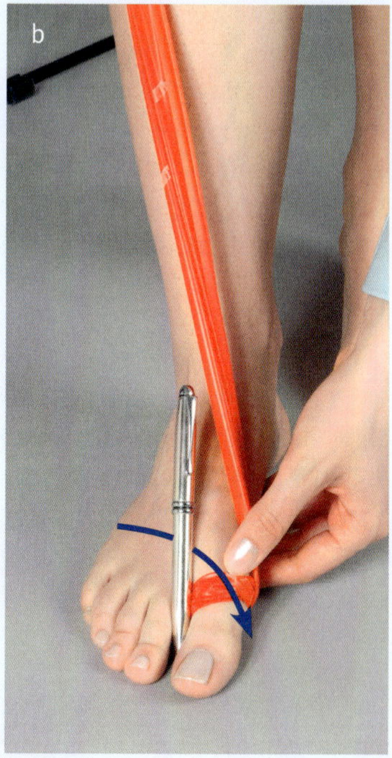

Stütze:
a) Ausgangsposition, der Fuß liegt in ganzer Länge auf der Außenseite. b) Die Ferse bleibt, der Vorfuß schraubt nach innen. Geübte Picassos verstärken den Trainingseffekt mit dem Theraband.

Fuß-Picasso: Kunstförderung in eigener Sache

Ziel

Muskeltraining durch aktive Verschraubung im Fuß; Stabilitätstraining für eine koordinierte Fußbelastung.

Start

Setzen Sie sich auf einen Hocker und schlingen Sie das Theraband wie abgebildet um den Fuß: Zuerst ein Bandende seitlich am Knie fixieren, dann quer über Unterschenkel und Fußrücken zum Großzehenballen bewegen, danach um den Ballen herumwickeln und wieder zurück zur Fersenaußenseite ziehen. Fixieren Sie dort das andere Ende. Der Fuß ist auf die Außenkante gestellt, der Unterschenkel verläuft leicht schräg zum Boden, das Knie fällt leicht nach außen.

Aktion

Drehen Sie nun Ihren Vorfuß, den Großzehenballen gegen den Widerstand des Therabandes nach vorn unten in Richtung Boden, ohne dass der äußere Rand der Ferse den Kontakt zum Boden verliert. Visualisieren Sie dabei die Einrollbewegung des ersten Mittelfußknochens und schrauben Sie den Fuß in die Länge.

Variation

Klemmen Sie einen Stift zwischen große und zweite Zehe, stellen Sie nun wieder zuerst den äußeren Teil der Ferse auf den Boden und verschrauben Sie dann den Vorfuß nach unten in die Länge, so dass der Stift mit der Spitze nach unten auf den Boden kommt. Wenn Sie vorher ein Blatt Papier unter den Fuß legen, können Sie sich nun künstlerisch austoben.

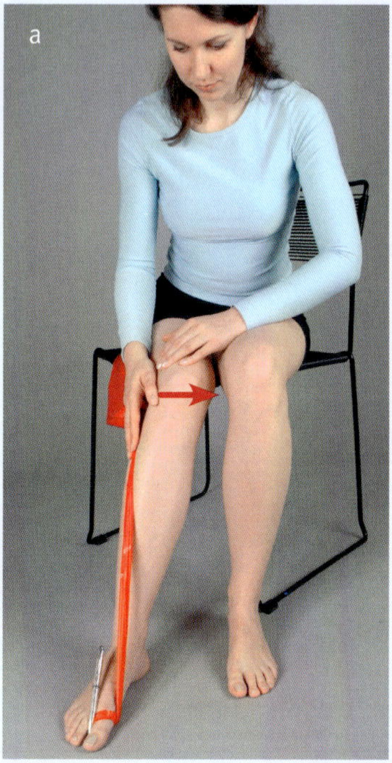

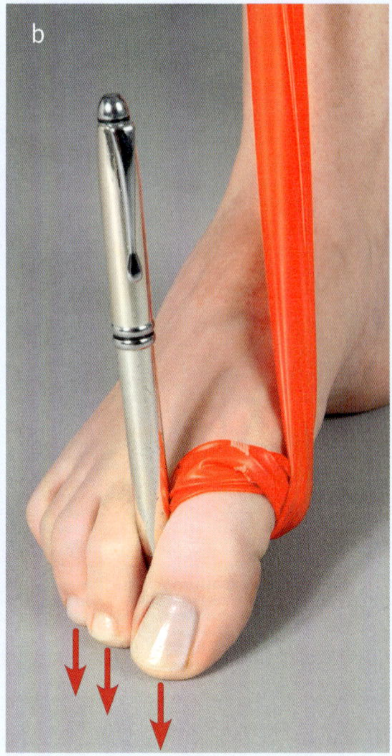

Schummeleien:
a) Die Bewegung kommt aus dem Knie, nicht aus der Verschraubung des Fußes, das ist nur lustig, nicht clever. b) Sogar eher schädlich: Die Zehen arbeiten. So fördert die Übung Krallenzehen.

Kontrolle

Es ist noch kein Meister vom Himmel gefallen: Konzentrieren Sie sich darauf, dass die Zeichenbewegung wirklich aus dem Fuß kommt. Zu gern wird das ganze Bein bewegt, der Fuß bleibt starr. Auch mit den Zehen kann man schummeln. Das fördert Krallenzehen und sollte unbedingt unterbleiben. Möglichst entspannte Zehen sind das Ziel – Sie werden merken, dass dies leichter gesagt als getan ist! Schrauben Sie wirklich nur den Vorfuß nach vorn unten. Die Ferse, der ganze Rückfuß, bleibt außen belastet.

Dosierung

20–40 Drehbewegungen 2-mal täglich.

Blitzübung

Wo immer Sie sitzen oder stehen: Ferse außen belasten, Vorfuß nach innen schrauben. Beim Warten an der Kasse, auf den Bus, sitzend im Büro.

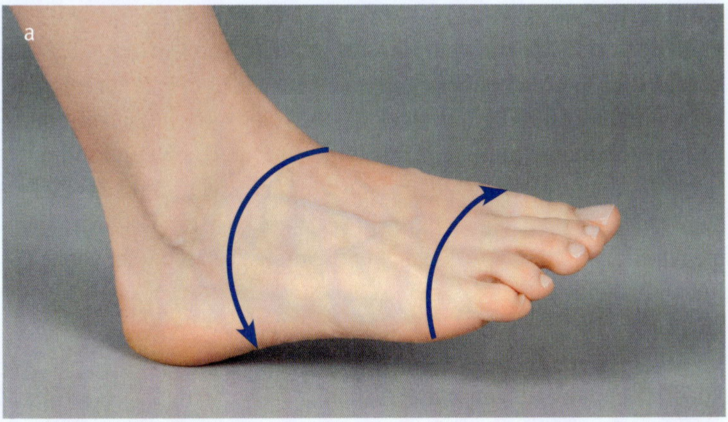

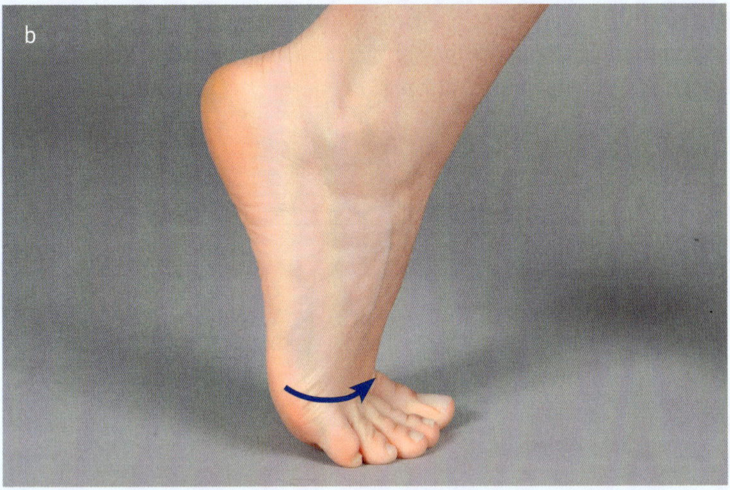

Abrollen:
a) Die Ferse setzt mit Hauptbelastung auf der Außenseite auf.
b) Abrollen über das Großzehengrundgelenk, impulsartiges Abstoßen mit geballter Ladung Energie.

Spurenleger: Aktive Verschraubung üben

Ziel

Automatisieren der koordinierten Fußbelastung beim Gehen.

Start

Wählen Sie eine kurze Strecke, die Sie täglich gehen, für die Sie sich heute ein wenig Extra-Zeit nehmen.

Aktion

Achten Sie im Moment der Bodenberührung und der anschließenden Belastungsphase darauf, dass Ihr Fersenbein aufrecht steht. Die Ferse wird gerade belastet, der Großzehenballen dreht dagegen aktiv zum Boden nach unten. Diese Verschraubung ist für ein stabiles Fußgewölbe nötig. Jetzt beginnt die Abrollphase. Die Belastung konzentriert sich vermehrt auf den Ballen, das Quergewölbe wird durch das Gewicht flach gedrückt. Das darf und soll so sein: Die tiefe Ballenmuskulatur bleibt aktiv, dann abrollen und jetzt der entscheidende Vorfußimpuls zum Abstoßen. Die tiefe vorgespannte Ballenmuskulatur wirkt jetzt wie eine flach gedrückte Feder, dann die Zehen wegdrücken. Großzehenballen und große Zehe stoßen als Letzte vom Boden ab. Jetzt die „Flugphase“: Ihr Körperschwerpunkt kommt nach vorn, das Knie beugt sich und das Bein schwingt locker nach vorn. Zur Wiederholung: Landen mit gerader Ferse, Belastung auf stabiles Fußgewölbe mit Verankerung des Großzehenballens, Abrollen über dem Ballen und Vorfußimpuls mit Abstoßen und so weiter.

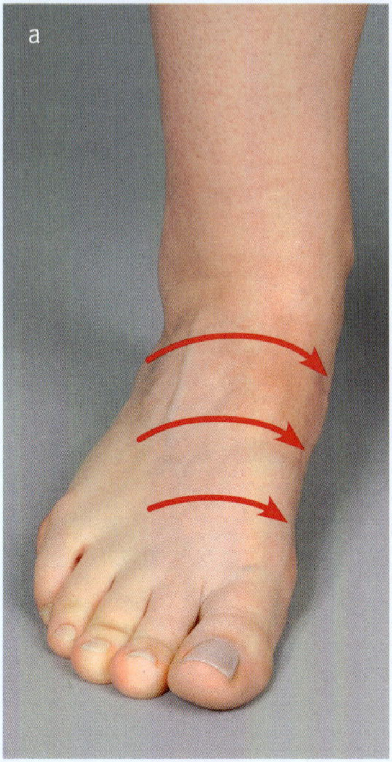

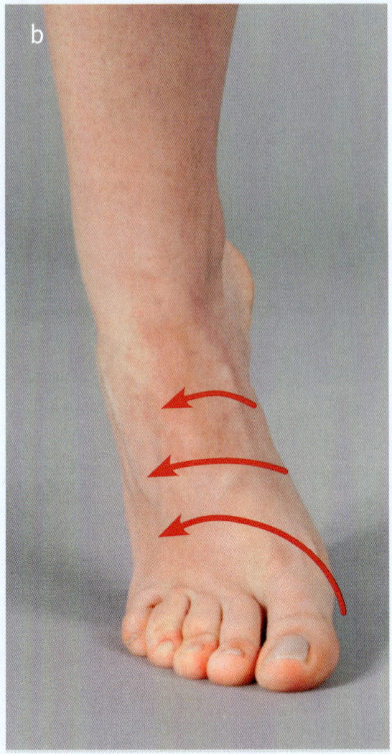

Doppelfehler:
a) Einknicken nach innen: Das Fersenbein ist nicht aufgerichtet.
b) Wegknicken beim Abrollen und Abstoßen nach außen: Die Verschraubung geht verloren, der Bodenkontakt des Großzehen-grundgelenks ist mangelhaft oder fehlt.

Kontrolle

Schnell passiert es, dass die Ferse nach innen einknickt. Konzentrieren Sie sich bei der Landung auf eine gerade aufgerichtete Ferse.

Im Moment des Abstoßes nicht über die Kleinzehenseite abrollen. Der Fuß bleibt die ganze Zeit gerade und nach vorn ausgerichtet, indem er aktiv nach innen verschraubt. Die Großzehe als stärkste der fünf kann nur so ihre wichtige Aufgabe wahrnehmen, den Fuß stabilisieren und kräftiges Abstoßen garantieren.

Heimprogramm

Kurze Wegstrecke, etwa 20–40 Schritte konzentriert gehen und bewusst die eigene Spur legen, 2- bis 4-mal täglich.

Blitzübung

Richtige Belastung beispielsweise auf dem täglichen Weg zum Brötchenholen üben.

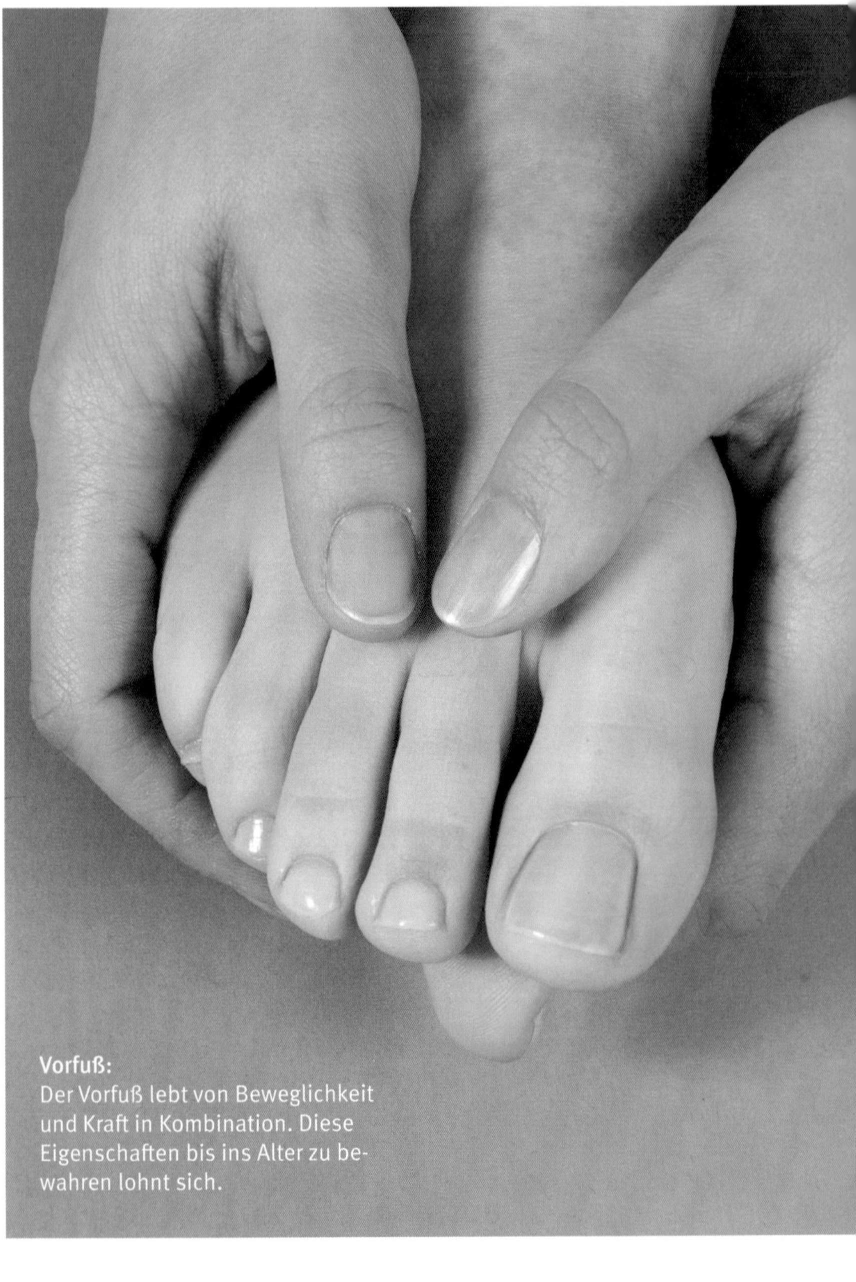

Vorfuß:
Der Vorfuß lebt von Beweglichkeit und Kraft in Kombination. Diese Eigenschaften bis ins Alter zu bewahren lohnt sich.

Zehen: Kraftwerk sucht Feinabstimmung

Wussten Sie, dass Kinder mehr als 50 Prozent ihres Gewichts mit dem Vorfuß tragen und balancieren? Der Vorfuß ist beweglich, sensibel und hat die Aufgabe, sich blitzschnell der Bodenbeschaffenheit anzupassen. Die Zehen verstärken Beweglichkeit und Sensibilität noch zusätzlich. Es macht Sinn, das Körpergewicht in diese Region zu verlagern. Ein Drittel der Belastung wird beim Abrollen vom Großzehenballen absorbiert: Dieses Potenzial soll genutzt werden! Ältere Menschen stehen überwiegend auf den Fersen. Der massive knöcherne Rückfuß mit dem stabilen Fersenbein lädt dazu ein. Fazit: Der Vorfuß wird immer weniger gebraucht, er droht zu verkümmern. Davon leiten sich vielfältige Probleme ab, Spitzenreiter sind Spreizfuß und Halluxprobleme. Die Wiederbelebung der Vorfüße und deren funktioneller Gebrauch haben sich zum eigentlichen Renner der Fußtherapie entwickelt. Mit beachtlichem Erfolg. Füße sind nicht nur von Natur aus sehr lernfähig, sie finden auch leicht zur angeborenen Körperintelligenz zurück. Die Chance für Füße jeglichen Alters!

Anatomie

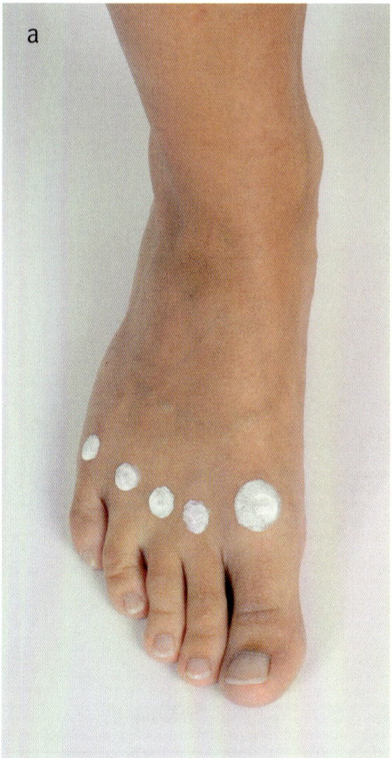

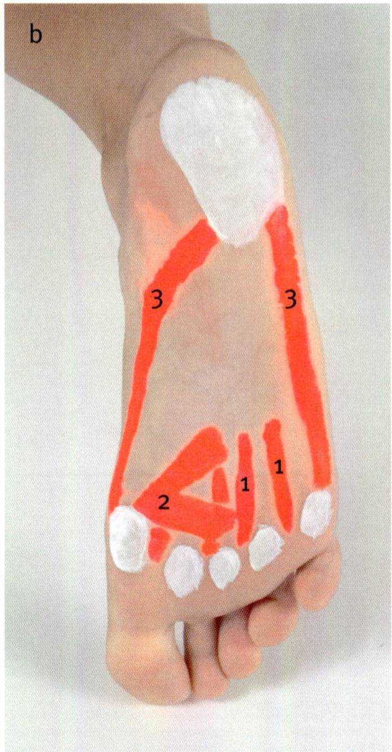

Grundlegend:
a) Die fünf Köpfchen der Zehengrundgelenke b) Von unten gesehen im Ballenbereich verlaufen die Muskeln längs (1) zwischen den Knochen. Die quer verlaufenden Muskeln (2) sind die Baumeister des Quergewölbes, zusammen mit den Abspreizern (3).

Vorfuß:
Verstrebt, verflochten und verwoben

Die fünf Zehengrundgelenke sind kleine Kugelgelenke, die es ermöglichen, dass sich die Zehen in alle Richtungen bewegen können. Anziehende und abspreizende Muskeln sind alle fein aufeinander abgestimmt, hoch spezialisiert und maßgebend für den Aufbau des Vorfußquergewölbes. Ein besonders kräftiger Muskel verläuft quer, verstrebt das Quergewölbe und ermöglicht dessen elastische Stoßdämpferfunktion. Zudem gibt es in der Tiefe des Fußballens ein Dutzend weitere Muskeln, die dem Quergewölbe zusätzliche Stabilität und Federkraft verleihen. Wichtiges Detail: Diese kleinen Muskeln bewirken ausnahmslos eine Beugung der Zehengrundgelenke.

Quergewölbe:
Dynamik des gespannten Bogens

Die Fußknöchelreihe bildet beim entlasteten Fuß einen C-Bogen, das Vorfußquergewölbe. Es entsteht durch das subtile Zusammenspiel der Vorfußmuskulatur. Die Mittelfußköpfchen von Groß- und Kleinzehe werden durch quer laufende Muskelzüge koordiniert. In der Tiefe verstrebt die Zwischenknochenmuskulatur den C-Bogen zu einem perfekten Stoßdämpfer. Bei Höchstbelastung wird der C-Bogen durchgedrückt, die tiefe Ballenmuskulatur wirkt zusätzlich dämpfend: Die Belastung verteilt sich auf den ganzen Vorfuß. Beim Abstoßen wird die in den Muskeln gespeicherte Energie wie bei einem Trampolin impulsartig freigesetzt und verhilft zu einem federnden, leichtfüßigen Gang.

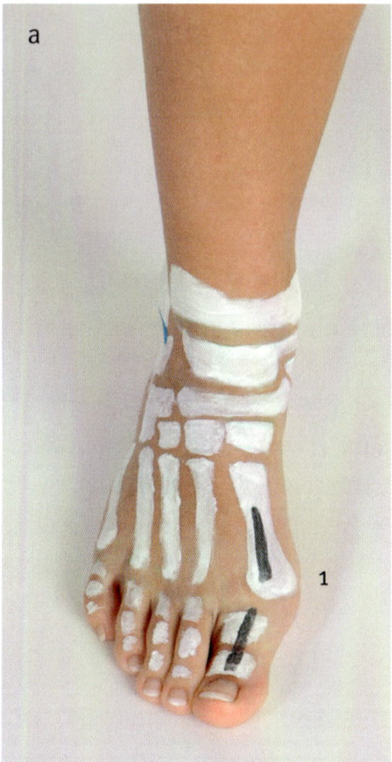

Fehlstellungsklassiker:
a) Hallux valgus, die Knochenlinie der Großzehen hat einen deutlichen Knick auf der Höhe des Zehenballens (1). b) Die Verankerung in den Keilbeinen (2) ist instabil. Dazu kommen Krallenzehen mit abgesunkenen Grundgelenken (3): Der Besitzer erkennt sie daran, dass er die Zehennägel von oben nicht mehr sieht (4).

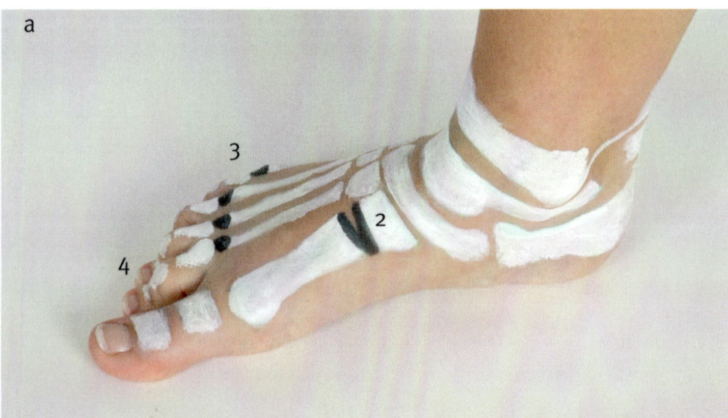

Hallux: Hochspezialisierter Schwachpunkt

Unsere nächsten Verwandten, die Menschenaffen, besitzen Füße mit Doppelfunktion: Außenseite zum Draufstehen und Innenseite zum Greifen. Die Evolution zum Menschen hat aus dem Greiffuß einen Lauffuß gemacht. Die Großzehe, der Hallux, übernimmt eine entscheidende Aufgabe bei der Kraftübertragung: Die Verankerung des Hallux befindet sich im Mittelfuß. Beim Hallux valgus – dem X-Schiefstand der Großzehe – ist oftmals eben diese Verankerung instabil. Der erste Mittelfußknochen wird durch ständige Fehlbelastung und ungenügende Verankerung aus seiner Achse nach innen verlagert, die Großzehe kippt nach außen weg. Die Ursachen für Halluxprobleme liegen in der gestörten Belastung des gesamten Vorfußes.

Zehen: Gute Funktion braucht stabile Voraussetzungen

Zehen sind auf ein intaktes Gewölbe angewiesen, um ihre Aufgabe wahrnehmen und ihre Beweglichkeit erhalten zu können. Eine schicksalhafte Abhängigkeit: Sehr viele Menschen haben durch Veranlagung und chronische Fehlhaltung Spreizfüße: Das Quergewölbe fehlt, die Grundgelenke sinken nach unten, die Zehen werden automatisch gekrallt. Dies in zwei Varianten: Bei der Krallenzehe ist die ganze Zehe gebeugt, bei der Hammerzehe nur das Endglied. Mit der Zeit versteifen die Zehen in ihrer Fehlstellung. Kurzum: Grundgelenke abgesunken, Zehen gebeugt, den Rest besorgt die Zeit. Die straffe schützende Bindegewebsplatte zur Fußsohle bricht durch, die langen Zehenmuskeln zerren ununterbrochen an den Zehen, bis diese aus ihren Grundgelenken herausgehebelt werden. Der Fuß ist auf den Felgen.

Diagnose

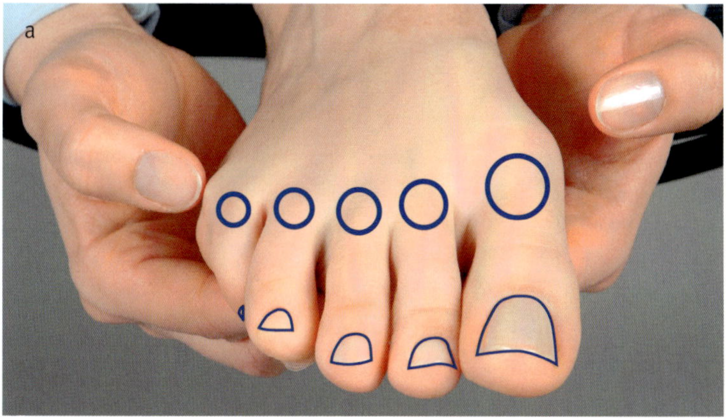

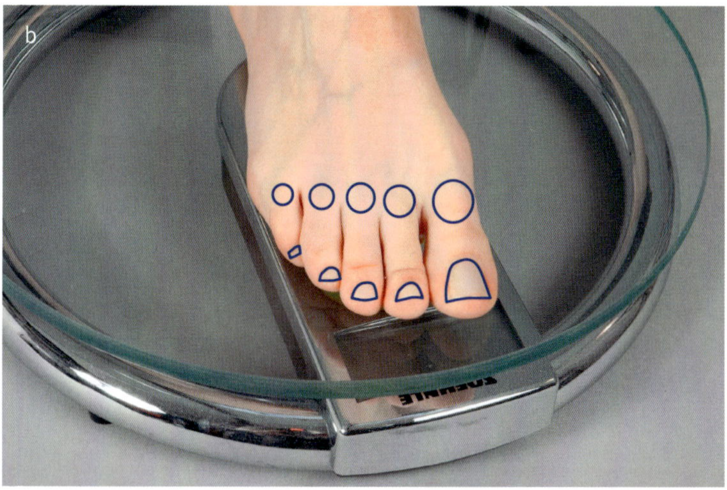

Platzierung:

a) Am perfekten Fuß sind alle Zehennägel und die fünf Köpfchen der Grundgelenke gut sichtbar.

b) Der Belastungstest auf der Waage gibt Aufschluss über den Zustand des Quergewölbes.

C-Bogen:
Vorhanden, abgeflacht oder fehlend?

Kommen Sie dem Quergewölbe Ihres Vorfußes auf die Schliche!

Ausgangslage:

Setzen Sie sich auf einen Hocker, den Fuß entspannt am Boden.

Beurteilung:

Alle fünf Fußknöchel sind, analog zu den fünf Knöcheln der Hand, einzeln und gut sichtbar. Zählen Sie, wie viele Fußknöchel Sie mit bloßem Auge an jedem Fuß erkennen können. Ist das Quergewölbe eingesunken, werden die Streckersehnen der (Krallen-)Zehen als strahlenförmige Stränge anstelle der Knöchel sichtbar. Wenn Sie nicht alle zehn Fußknöchel erkennen können, nehmen Sie Ihre Hände zu Hilfe und tasten Sie nach den perlenförmigen Knöchelchen. Krallen- und Hammerzehen können nicht mehr voll gestreckt und entspannt werden. Das bedeutet Dauerstress für die Fußmuskulatur. Notieren Sie, welche Zehen Sie nicht mehr vollständig strecken können.

Variation:

Wenn alle fünf Zehengrundgelenke sichtbar und alle Zehen gestreckt sind, können Sie zusätzlich die Belastbarkeit des Vorfußes testen. Wie kräftig ist Ihre Vorfußmuskulatur? Vorfuß auf die Waage stellen, Quergewölbe sichtbar aufbauen. Dann belasten Sie den Vorfuß progressiv, bis Sie das Gewölbe nicht mehr aktiv stabilisieren können. 20 kg pro Vorfuß sind ordentlich, 50 kg rekordverdächtig.

Diagnose

a

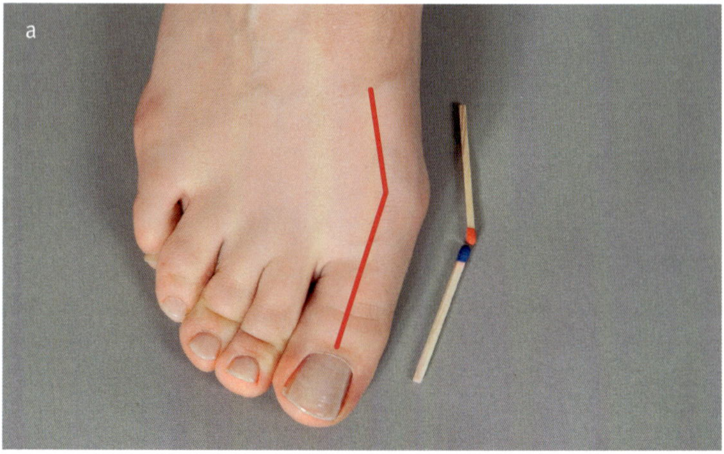

b

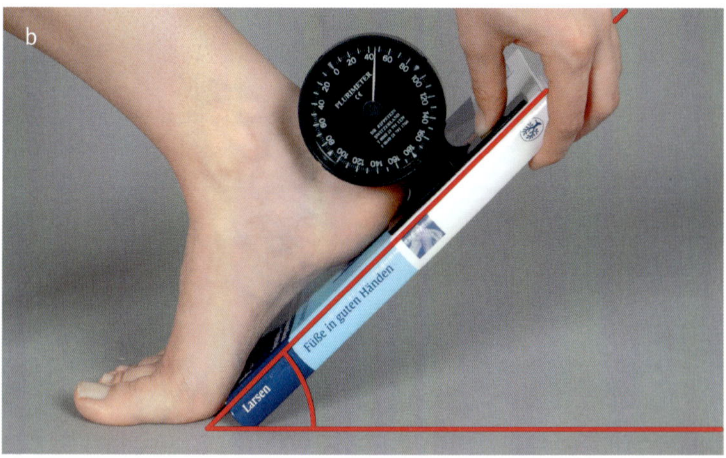

Messpositionen:
a) Hallux-valgus-Messung: Großzehenknochen in Mittelfuß und Zehenstrahl bilden einen Winkel.
b) Hallux-rigidus-Messung: Das Grundgelenk der Großzehe ist nicht voll beweglich. 45 Grad gelten als eingeschränkt.

Großzehe: Ganz schön vermessen – Hallux valgus, varus und rigidus

Start

Ertasten Sie den Mittelfußknochen der Großzehe und kennzeichnen Sie dessen Verlaufsrichtung mit einem schwarzen Strich (Seite 34) oder wie abgebildet, indem Sie den genauen Verlauf mit einem Hölzchen wiedergeben. Zweite Hilfslinie: Mittellinie der Großzehe einzeichnen. Jetzt aufstehen und Füße von oben betrachten.

Beurteilung

Hallux valgus messen: Messen Sie den Winkel zwischen der Großzehe und dem Großzeh-Mittelfußknochen. Normalerweise beträgt dieser Winkel 0–20 Grad. Ist der Winkel größer, liegt ein Hallux valgus vor. Die typische Ballenbildung ist weitgehend unabhängig von der Größe des Winkels.

Hallux varus messen:

Seltener ist die Abweichung der Großzehe zur Gegenseite. Die Messung des Hallux varus kann genauso vorgenommen werden wie diejenige beim Hallux valgus.

Hallux rigidus messen:

Hier wird die Abrollfähigkeit im Großzehen-Grundgelenk beurteilt. Stehen Sie in Schrittstellung, heben Sie die Ferse des hinteren Fußes so weit wie möglich an, ohne das Großzehen-Grundgelenk vom Boden anzuheben. Schieben Sie in dieser Stellung ein Holzbrettchen oder ein Buch unter die Fußsohle. Gemessen wird der Winkel zwischen Boden und Buch. Ein Streckvermögen um 60–100 Grad ist normal. Unter 60 Grad oder Seitenunterschiede von mehr als 10 Grad lassen auf eingeschränkte Beweglichkeit des Großzehen-Grundgelenks schließen, den Hallux rigidus.

Probleme

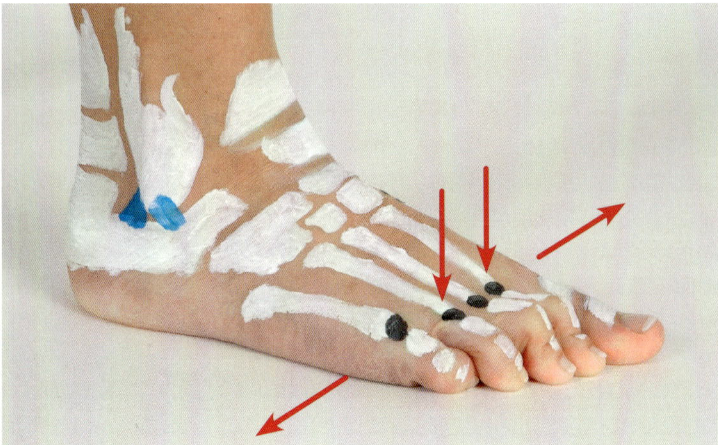

Durchhänger:
Die langen Mittelfußknochen bilden im Vorfuß kein Gewölbe mehr: Anstatt mehr oder weniger parallel zu laufen, streben sie auseinander, die Köpfchen der Zehengrundgelenke (schwarz eingezeichnet) sinken ab.

Spreizfuß: Füße auf den Felgen

Das Ausmaß der Vorfußleiden ist quer durch alle Altersklassen mehr als bedenklich: Bereits 20 Prozent der Kinder haben deformierte Vorfüße. Bei jungen Athleten rangieren Fußprobleme gleich nach akuten Verletzungen an zweiter Stelle. Im Seniorenalter leidet nahezu jeder Zweite an Spreizfüßen mit Krallenzehen. Risikofaktoren sind Fehlbelastung, Veranlagung, Übergewicht und unzweckmäßige Schuhe. Der Spreizfuß ist das häufigste schmerzhafte Fußleiden überhaupt. Das Vorfußquergewölbe ist flach gewalzt, in extremen Fällen sogar stempelkissenartig nach unten durchgebogen. Der Fuß läuft sozusagen auf den Felgen. Das Körpergewicht steht auf ein paar Knochenpunkten statt gleichmäßig auf einer Fläche. Chronische Vorfußprobleme sind vorprogrammiert. Es beginnt mit verstärkter Hornhautbildung unten an der Fußsohle. Mit der Zeit gesellen sich Druckempfindlichkeit und Belastungschmerz (Metatarsalgie) hinzu. Die feinen Nerven zwischen den Mittelfußknochen werden förmlich aufgerieben (Morton-Neuralgie). Mit der Zeit verdickt sich der Nerv (Morton-Neurom). Das Gehen wird zur Qual, Füße auf den Felgen bewältigen nur noch kurze Distanzen.

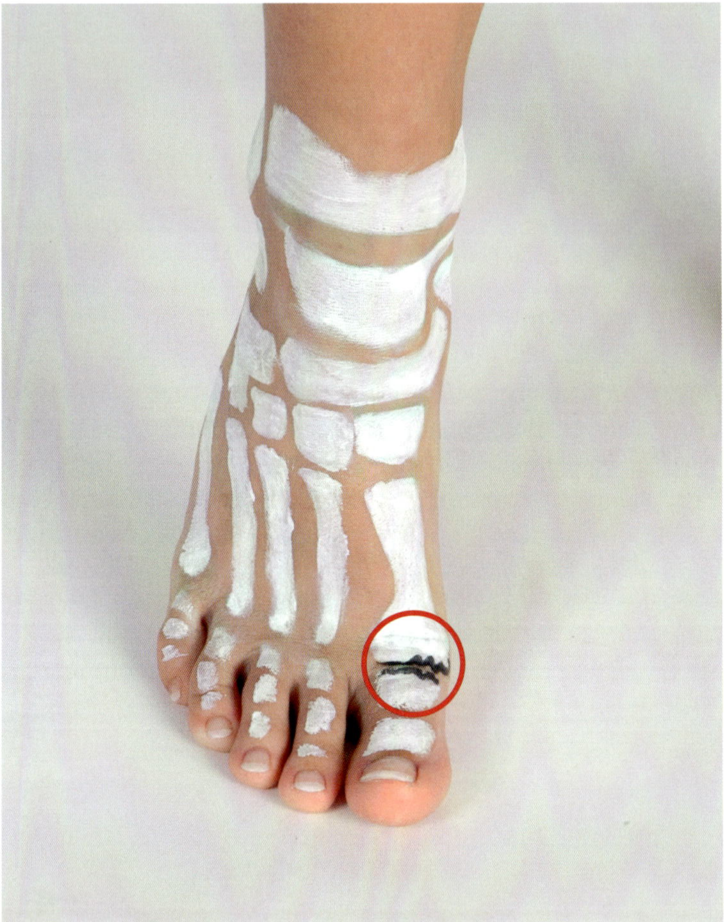

Hallux rigidus:
Eine Form der Arthrose. Das Grundgelenk der Großzehe wird unbeweglich und steift langsam ein (schwarz eingezeichnet). Schmerzen beim Abrollen sind die Folge.

Zehenprobleme: Arbeitslos und von der Rolle

Ein ähnliches Schicksal wie den Vorfuß ereilt auch die Zehen. Durch Fehlbelastung, Veranlagung und fehlendes Fußtraining verlieren sie ihre Funktion und werden deformiert. Beim Hallux valgus kommt es zur progredienten Achsenabweichung oder einfacher gesagt: Steht die Großzehe einmal quer, wird es in der Regel immer schlimmer, die Verankerung im Mittelfuß wird zusehends instabiler. Hallux rigidus bedeutet Arthrose im Großzehen-Grundgelenk (auf dem Bild schwarz eingezeichnet). Die Einsteifung verläuft meist schleichend, vorerst ohne Schmerzen und typischerweise ab dem 40. Lebensjahr. Ein korrektes Abrollen über die Großzehe wird unmöglich. Der Fuß verformt sich sichelförmig, rollt seitlich ab und wird so fehl- und überbelastet.

Bei Krallenzehen sacken die Zehengrundgelenke nach unten ab, die Zehen hängen funktionslos in der Luft, statt den Boden aktiv zu greifen und beim Abstoßen zu helfen. Hornhaut, Hühneraugen und mit der Zeit schmerzhafte Zehendeformitäten sind die Folge.

Übungen

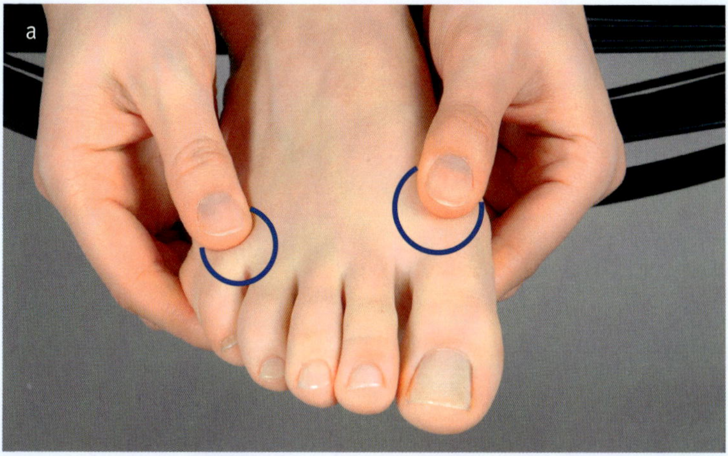

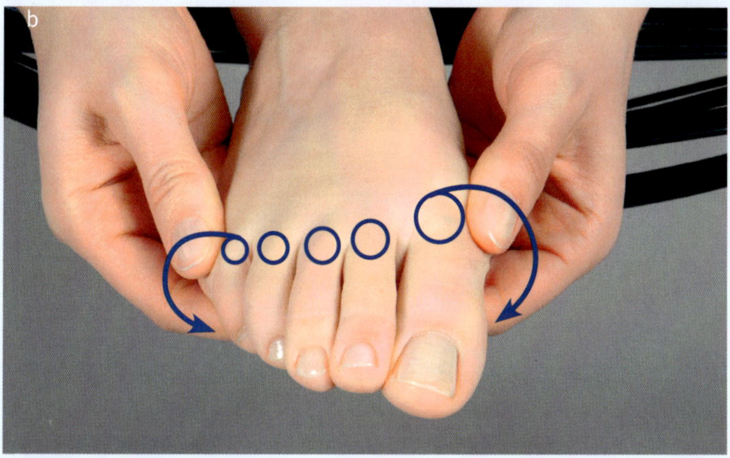

Gewölbebauer:
Der C-Bogen kann vorerst passiv, später aktiv rekonstruiert werden: a) Ausgangsstellung und b) Hände und Finger bauen das Gewölbe im Vorfuß auf. Ob das Gewölbe ohne Hilfe der Hände aktiviert und in der Bewegung eingesetzt werden kann, ist eine Frage von Training und Geduld.

C-Bogen:
Vom Spagat in die Aufrichtung

Ziel
Mobilisation im Vorfuß. Gewinnen Sie die Beweglichkeit des Vorfußes zurück.

Start
Sie sitzen auf einem Hocker oder auf einer Matte und nehmen den Klein- und Großzehenfußknöchel, die Grundgelenke der ersten und der fünften Zehe Ihres rechten Fußes in beide Hände. Führen Sie sich vor Augen, dass die beiden Grundgelenke die Pfeiler der C-Bogen-Brücke sind. Der Bogen ist abgeflacht – die Brückenpfeiler machen den Spagat.

Aktion
Drehen Sie jetzt diese beiden Knöchel an Ort und Stelle um ihre eigene Achse, aus dem Spagat in die Aufrichtung der Brückenpfeiler. Rollen Sie sie unter leichtem Zug zueinander ein, ohne den Vorfuß dabei zusammenzudrücken oder auseinanderzuziehen, bis die Köpfchen der Mittelfußknochen einen harmonischen C-Bogen im Vorfuß bilden. Loslassen, in die angestammte Position zurückkehren und rhythmisch wiederholen: Vorfuß einrollen, C-Bogen formen, wieder loslassen und entspannen. Strukturen wie verkürzte Bänder, Gelenkkapseln und Muskeln werden so sanft gedehnt, die überdehnten Strukturen im Ballenbereich können sich wieder straffen.

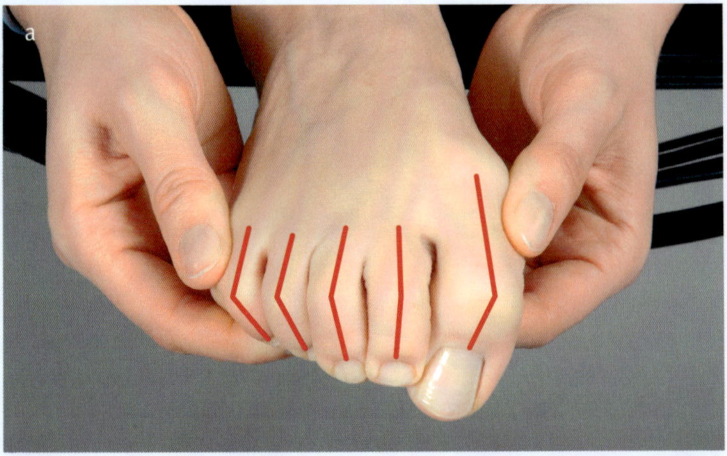

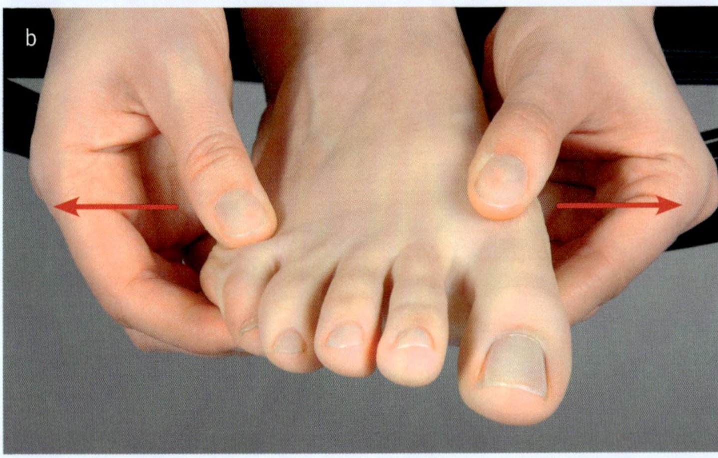

Vermeiden:
a) Krallen mit den Zehen anstatt in den Grundgelenken zu beugen
b) Groß- und Kleinzehe werden Spreizfuß-fördernd auseinandergezogen statt gewölbeartig eingerollt.

Kontrolle

Bei der Einrollbewegung den Vorfuß nicht auseinanderziehen, der Spreizfuß würde so verstärkt. Und auf keinen Fall zusammenquetschen. Ein gleichmäßig weiter Bogen ist das Ziel, sonst wird die „Fahrbahn auf der Brücke“ zerrissen oder gestaucht und in beiden Varianten unbefahrbar.

Die Zehengrundgelenke dürfen nicht gestreckt oder gar überstreckt werden, sie sind während des Ausformens des C-Bogens leicht gebeugt, die Zehen entspannt.

Dosierung

3–5 Minuten täglich, bis der Vorfuß-C-Bogen gut sichtbar ist. Beim eingesteiften Spreizfuß ist viel Geduld angesagt, steter Tropfen höhlt den Stein und spannt den Bogen!

Blitzübung

Den C-Bogen Ihrer Hand sehen Sie hundertmal am Tag vor sich: beim Autofahren, beim Essen oder wenn die Finger flink über die Tastatur huschen. Denken Sie dabei an den C-Bogen Ihrer Füße. Diese Visualisierung erleichtert die spätere Aktivierung. Der Fuß erinnert sich!

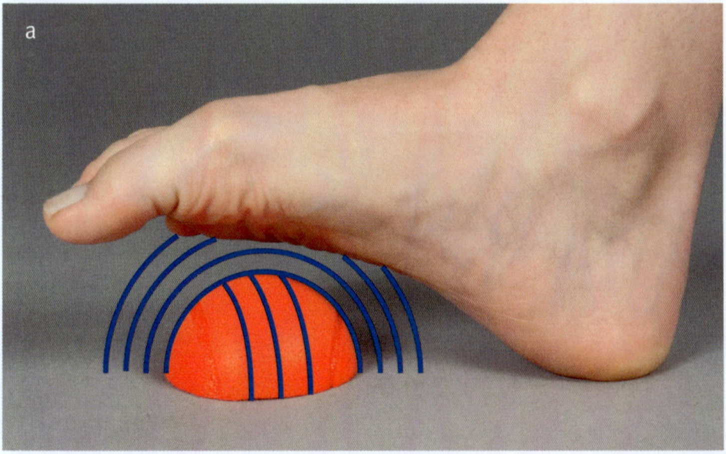

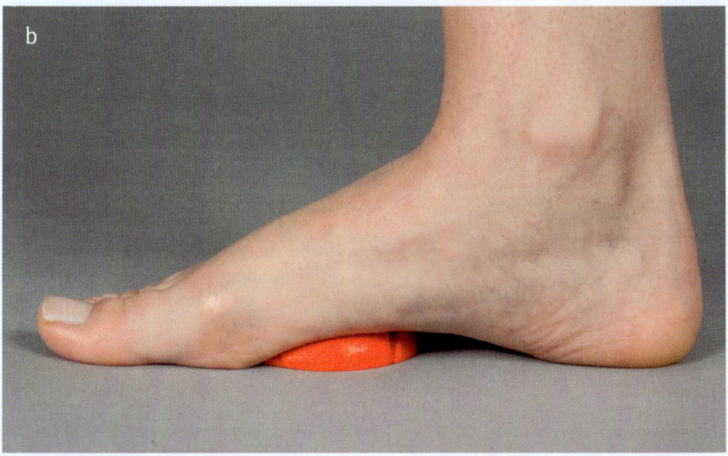

Impulszentrum: a) Vorfuß über dem Ball oder Stein in Position bringen: Fühlen Sie das Kraftzentrum im Vorfuß. b) Der Ball schmiegt sich in die aktivierte Wölbung. Im Zentrum liegt die Energie für lebenslange Schrittimpulse.

Saugnapf: Ein Küsschen in Ehren ...

Ziel
Erkennung und Aktivierung des Impulszentrums im Vorfuß, Kräftigung der tiefen Ballenmuskulatur.

Start
Sie sitzen auf einem Hocker und platzieren einen kleinen flachen Stein (einen Pfirsich- oder Pflaumenstein oder etwas Ähnliches) unter dem rechten Vorfußquergewölbe.

Aktion
Versuchen Sie über dem Stein Ihr Vorfußquergewölbe aufzubauen und einen harmonischen C-Bogen zu spannen. Jetzt wird der „Saugnapf“ aktiviert: Spannen Sie Ihre tiefe Ballenmuskulatur an und versuchen Sie so, den Stein mit einer „Kussbewegung“ der Vorfußsohle zu fassen, ihn „hochzusaugen“, ohne dabei die Zehen zu krallen. Die Mitte des Vorfußes löst sich dabei leicht vom Boden ab. Sie können diese Bewegung durch das gleichzeitige Aktivieren des Handgewölbes auf der gleichen Körperseite visualisierend unterstützen. Halten Sie die Spannung im Ballen einige Sekunden, dann wieder loslassen und so weiter. Mit zunehmender Sicherheit versuchen Sie es ohne den Stein. Spüren Sie die Druckentlastung im mittleren Ballenbereich.

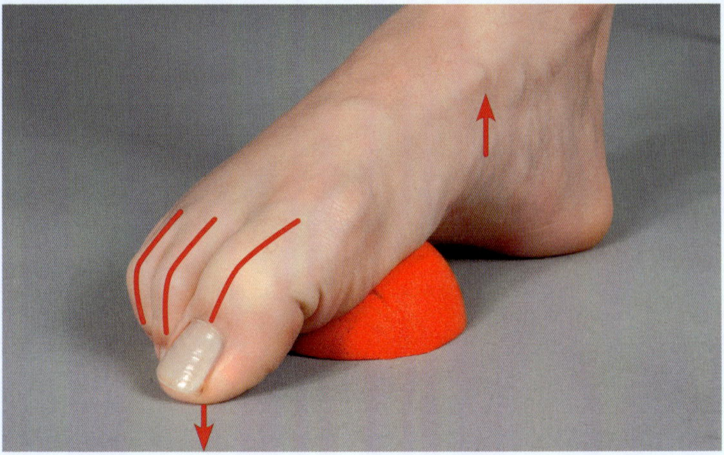

Balanceakt:
Vorsicht: Nicht übertreiben. Wieder droht die Krallenzehe statt des Gewölbeaufbaus. Der Vorfuß wird im Eifer verkürzt: Das bedeutet Hohlfuß. Unbedingt vermeiden!

Kontrolle

Die Zehen nicht einkrallen. Sie bleiben locker gestreckt bei gleichzeitiger Beugung im Grundgelenk.

Der Fuß sollte sich während der Übung in Längsrichtung auf keinen Fall verkürzen, das würde einen Hohlfuß nur verstärken. Konzentrieren Sie sich auf das Zentrum in Vorfuß. Paradebeispiel: Weltklassesprinter im 100-Meter-Lauf: Beim Start ist das Impulszentrum maßgebend für Explosivität im Startblock, beschleunigenden Turboeffekt während des Rennens und für Hundertstelsekunden zum Sieg.

Dosierung

30 Wiederholungen 2-mal täglich, bis der Saugnapf kräftig wird.

Blitzübung

Immer wieder im Sitzen oder Stehen die tiefe Ballenmuskulatur in den Schuhen aktivieren, ohne die Zehen zu krallen. Das gibt Druckentlastung. Im Auto: Die Übung wider den Bleifuß! Gas geben, ohne den ganzen Mittelfuß zu gebrauchen – das Impulszentrum in der Mitte wird entlastet.

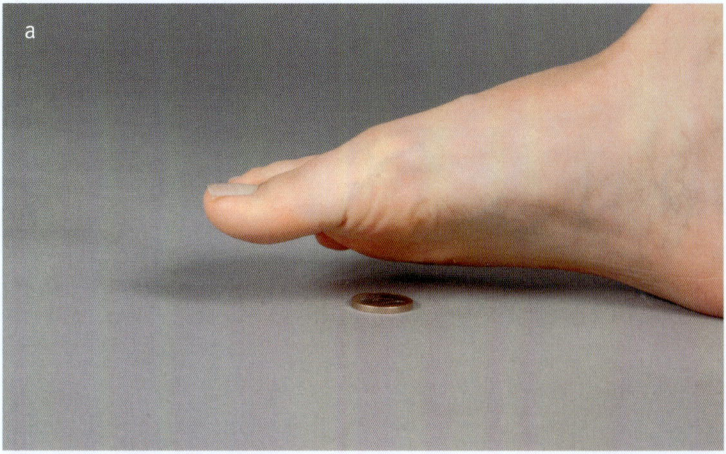

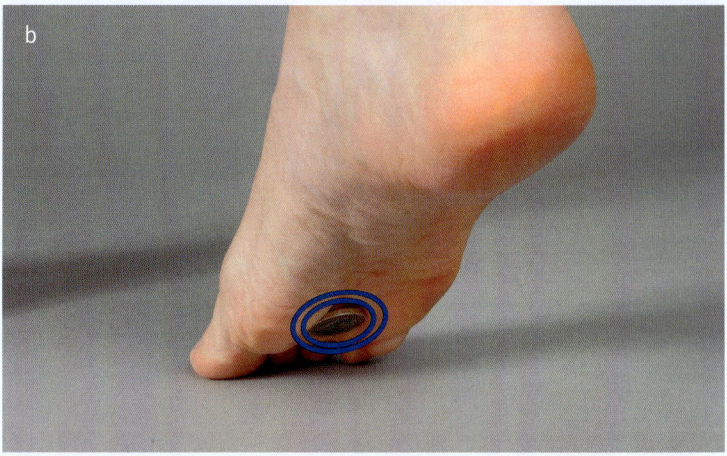

Impulszentrum:
a) Der Fuß nähert sich der Münze und setzt so auf, dass sie genau unter der Vorfußmitte zu liegen kommt. b) Mit einer Saug- oder Kussbewegung wird die Münze während des Abrollens aufgehoben.

Sternensammler: Impulszentrum zum Davonlaufen

Ziel

Abstoßimpuls beim Gehen üben. Genau genommen geht es um die Impulskraft des Vorfußquergewölbes beim Abstoßen.

Start

Schrittstellung seitlich an einer Wand, eine Münze unter den rechten Vorfuß platzieren: Rechtes Bein gestreckt nach hinten stellen, der rechte Fuß steht dabei abgerollt am Boden, die Münze befindet sich genau zwischen Groß- und Kleinzehenballen, mit der rechten Hand können Sie sich leicht an der Wand abstützen.

Aktion

Verlagern Sie nun Ihr Gewicht auf den rechten hinteren Fuß und versuchen Sie das Quergewölbe über der Münze aufzubauen. Immer mehr Kraft und Dynamik in diese Bewegung legen, bis Ihr Quergewölbe – wieder mit dem Gefühl des Saugnapfs oder des Kussmundes als Impuls – die Münze abheben kann. Den Fuß dabei abrollen und schließlich vom Boden abstoßen. Wiederholen Sie: Abrollen, Impuls, abstoßen, Münze mitnehmen.

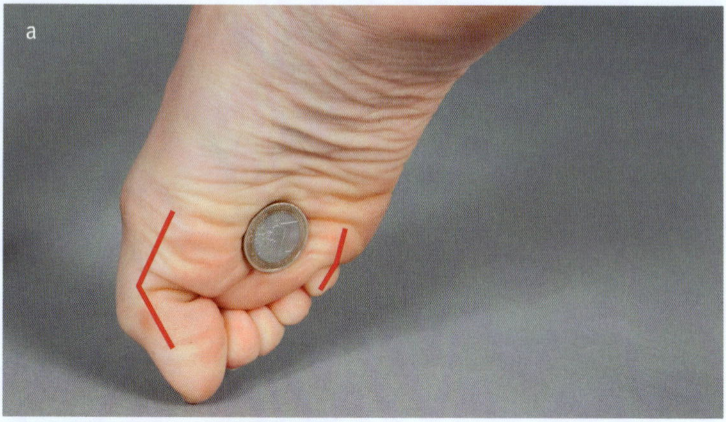

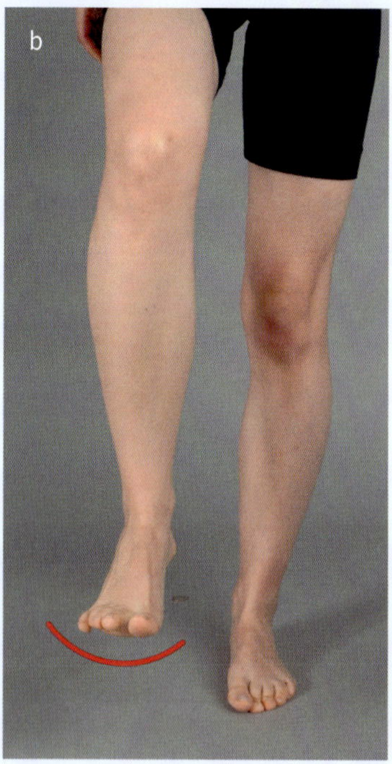

Vermeiden:
a) Zehen, die nach der Münze krallen, das ist Steinzeitgymnastik.
b) Der Impuls zum Abheben des Beins kommt ausschließlich aus der Hüfte. Das Vorfuß-Quergewölbe ist nach unten durchgebogen und inaktiv.

Kontrolle

Bedenken Sie: Ein Spreizfuß kann diese Übung nicht ausführen. Auch hier ist noch kein Meister vom Himmel gefallen! Fehler vermeiden ist wesentlich wichtiger, als die Münze tatsächlich aufzuheben. Die Zehen bleiben locker gestreckt, auf gar keinen Fall einkrallen. Die Beugung findet in den Grundgelenken statt. Der Fuß sollte sich während der Übung in Längsrichtung nicht verkürzen, das würde einen Hohlfuß verstärken.

Typischer Alltagsfehler

Der Vorfuß-Impuls wird vergessen – und mit ihm geht die Leichtfüßigkeit verloren. Der Hüftbeugemuskel muss das schwere Bein ganz allein hochheben. Das ist wie bei einem beklagenswerten Tänzer, dessen Partnerin im entscheidenden Moment nicht hochspringt, sondern sich wie ein Sack in seine Arme hängt. Pflegen Sie Ihr internes Teamwork!

Dosierung

30 Wiederholungen 2-mal täglich, bis der Saugnapf kräftig wird.

Blitzübung

Immer wieder im Sitzen oder Stehen die tiefe Ballenmuskulatur in den Schuhen aktivieren, das baut nicht nur auf, sondern gibt Druckentlastung.

Impressum

Bibliografische Information der Deutschen Bibliothek
Die Deutsche Nationalbibliothek verzeichnet diese Publikation in der Deutschen Nationalbibliografie; detaillierte bibliografische Daten sind im Internet über http://dnb.d-nb.de abrufbar.

Programmplanung: Celestina Filbrandt
Projektmanagement: Manuela Hunfeld
Lektorat: Annerose Sieck

Covergestaltung: © Thieme
Layout: CYCLUS · Visuelle Kommunikation, Stuttgart

Bildnachweis:
Covermotiv und Bild S. 3: © Pixel-Shot/stock.adobe.com
Fotos innen: Claudia Larsen, Männedorf/Schweiz

Die abgebildeten Personen haben in keiner Weise etwas mit der Krankheit zu tun.

3. Auflage 2024

TRIAS Verlag in Georg Thieme Verlag KG
Rüdigerstraße 14, 70469 Stuttgart, Germany
www.trias-verlag.de
© 2. Auflage 2018 TRIAS Verlag in Georg Thieme Verlag KG, Rüdigerstraße 14, 70469 Stuttgart
© 1. Auflage 2009 TRIAS Verlag in MVS Medizinverlage Stuttgart GmbH & Co. KG, Oswald-Hesse-Straße 50, 70469 Stuttgart

Gedruckt auf chlorfrei gebleichtem Papier

Satz: CYCLUS · Media Produktion, 70186 Stuttgart
Druck: Westermann Druck Zwickau GmbH, Zwickau

ISBN 978-3-432-11923-6 1 2 3 4 5 6
Auch erhältlich als E-Book:
eISBN (ePub) 978-3-432-11924-3

Wichtiger Hinweis: Wie jede Wissenschaft ist die Medizin ständigen Entwicklungen unterworfen. Forschung und klinische Erfahrung erweitern unsere Erkenntnisse. Ganz besonders gilt das für die Behandlung und die medikamentöse Therapie. Bei allen in diesem Werk erwähnten Dosierungen oder Applikationen, bei Rezepten und Übungsanleitungen, bei Empfehlungen und Tipps dürfen Sie darauf vertrauen: Autoren, Herausgeber und Verlag haben große Sorgfalt darauf verwandt, dass diese Angaben dem Wissensstand bei Fertigstellung des Werkes entsprechen. Rezepte werden gekocht und ausprobiert. Übungen und Übungsreihen haben sich in der Praxis erfolgreich bewährt.
Eine Garantie kann jedoch nicht übernommen werden. Eine Haftung des Autors, des Verlags oder seiner Beauftragten für Personen-, Sach- oder Vermögensschäden ist ausgeschlossen.

Wo datenschutzrechtlich erforderlich, wurden die Namen und weitere Daten von Personen redaktionell verändert (Tarnnamen). Dies ist grundsätzlich der Fall bei Patient*innen, ihren Angehörigen und Freund*innen, z.T. auch bei weiteren Personen, die z.B. in die Behandlung von Patient*innen eingebunden sind.

Thieme Publikationen streben nach einer fachlich korrekten und unmissverständlichen Sprache. Dabei lehnt Thieme jeden Sprachgebrauch ab, der Menschen beleidigt oder diskriminiert, beispielsweise aufgrund einer Herkunft, Behinderung oder eines Geschlechts. Thieme wendet sich zudem gleichermaßen an Menschen jeder Geschlechtsidentität. Die Thieme Rechtschreibkonvention nennt Autor*innen mittlerweile konkrete Beispiele, wie sie alle Lesenden gleichberechtigt ansprechen können. Die Ansprache aller Menschen ist ausdrücklich auch dort intendiert, wo im Text (etwa aus Gründen der Leseleichtigkeit, des Text-Umfangs oder des situativen Stil-Empfindens) z. B. nur ein generisches Maskulinum verwendet wird.

Unsere Umwelt ist uns wichtig!
Papier aus nachhaltigen und kontrollierten Quellen
Druck in Deutschland mit kurzen Lieferwegen
Druckereien mit hohen Ansprüchen an Ökologie